DMSO für Anfänger:

Die Wunderlösung für Wellness | Entdecken Sie die Kraft von DMSO bei chronischen Schmerzen, Krankheiten und Entzündungen

Michael Tiefenthal

Inhaltsübersicht

Kapitel 1
Einführung in DMSO

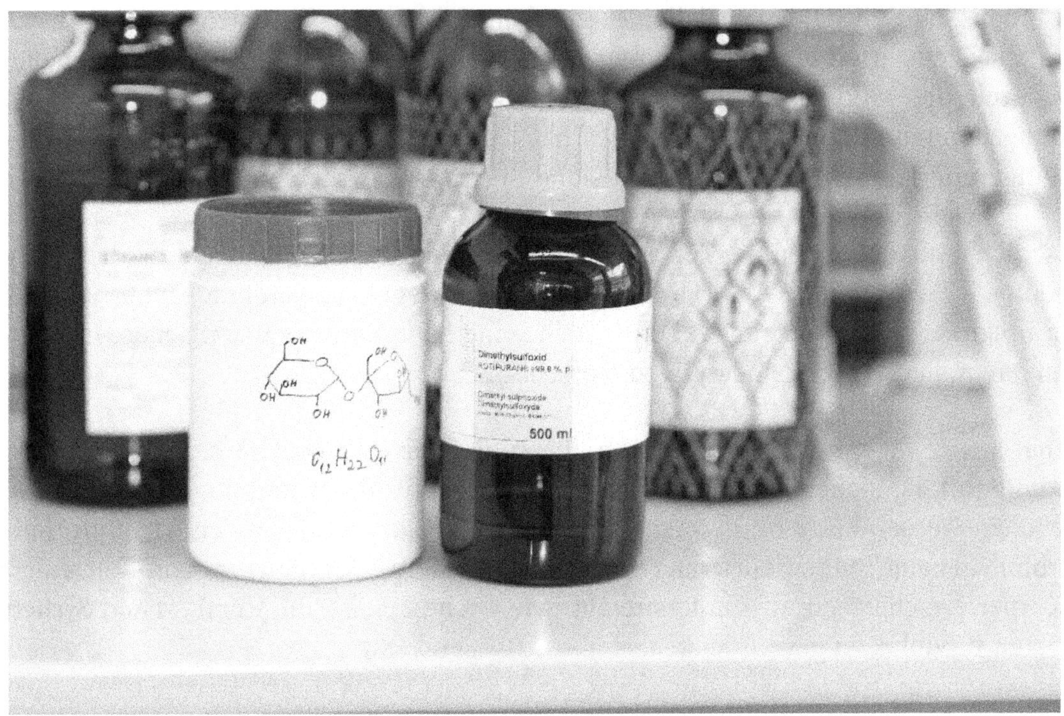

DMSO verstehen

Dimethylsulfoxid, gemeinhin als DMSO bekannt, ist eine farb- und geruchlose Flüssigkeit mit starken Lösungsmitteleigenschaften. Ursprünglich im späten 19. Jahrhundert entdeckt, erlangte DMSO aufgrund seiner vielfältigen Anwendungen in verschiedenen Branchen große Bekanntheit. Chemisch gesehen besteht es aus zwei Methylgruppen, die an ein Schwefelatom gebunden sind, wodurch es die Formel $(CH_3)_2SO$ erhält.

Eine der markantesten Eigenschaften von DMSO ist seine bemerkenswerte Fähigkeit, biologische Membranen, einschließlich der Haut, zu durchdringen. Diese Eigenschaft hat zu seiner weit verbreiteten Verwendung als Lösungsmittel geführt, insbesondere in der Pharmazie und im Labor. Die Wirksamkeit von DMSO als Lösungsmittel beruht auf seiner Fähigkeit, eine breite Palette polarer und unpolarer Substanzen zu lösen, was es zu einem unschätzbaren Werkzeug bei der Herstellung verschiedener chemischer Lösungen macht.

In der Medizin hat DMSO wegen seiner potenziellen therapeutischen Anwendungen Aufmerksamkeit erregt. Seine Fähigkeit, Gewebe zu durchdringen und andere Substanzen mit sich zu führen, hat dazu geführt, dass es als Vehikel für die Verabreichung von Medikamenten erforscht wurde. Forscher haben seine Rolle bei der Verbesserung der Absorption bestimmter Medikamente und der Erleichterung ihres Eintritts in den Blutkreislauf untersucht.

Darüber hinaus hat DMSO nachweislich entzündungshemmende Eigenschaften, was es zu einem interessanten Thema im Bereich der Schmerzbehandlung macht. Einige Studien deuten darauf hin, dass es durch die Modulation bestimmter biologischer Prozesse zur Schmerzlinderung und Entzündungshemmung beitragen kann. Dies hat dazu geführt, dass es bei der Entwicklung von Behandlungen für Krankheiten wie Arthritis und Sportverletzungen berücksichtigt wird.

Neben seinen Anwendungen in der Humanmedizin findet DMSO auch in der Tiermedizin Verwendung. Tierärzte setzen DMSO manchmal zur Behandlung von Gelenk- und Muskelproblemen bei Tieren ein, wobei sie sich seine Fähigkeit zunutze machen, in das Gewebe einzudringen und potenziell Linderung zu verschaffen.

DMSO hat sich zwar in verschiedenen Bereichen als vielversprechend erwiesen, doch ist seine Verwendung mit Vorsicht zu genießen. Die Substanz ist für ihren starken, oft als knoblauchartig beschriebenen Geruch bekannt, der auch nach dem Kontakt mit ihr in der Atemluft und auf der Haut verbleiben kann. Außerdem kann DMSO aufgrund seiner schnellen Absorption andere Stoffe in den Körper einschleusen, was unterstreicht, wie wichtig es ist, die Reinheit und Sicherheit des verwendeten Produkts zu gewährleisten.

Zusammenfassend lässt sich sagen, dass DMSO eine vielseitige Verbindung ist, die schon seit langem in verschiedenen Bereichen eingesetzt wird. Seine einzigartigen Eigenschaften machen es zu einem wertvollen Lösungsmittel und zu einem Gegenstand laufender Forschung für potenzielle therapeutische Anwendungen. Wie bei jeder Substanz ist das Verständnis ihrer Eigenschaften, Anwendungen und potenziellen Risiken entscheidend für einen verantwortungsvollen und informierten Gebrauch.

- **Historischer Hintergrund**

Dimethylsulfoxid, gemeinhin als DMSO bekannt, hat einen reichen historischen Hintergrund, der bis zu seiner zufälligen Entdeckung im späten 19. Jahrhundert zurückreicht. 1866 synthetisierte der russische Wissenschaftler Alexander Zaytsev DMSO, als er versuchte, neue Wege zur Gewinnung und Veredelung von Kohle zu finden. Doch erst Mitte des 20. Jahrhunderts wurden die einzigartigen Eigenschaften und potenziellen Anwendungen von DMSO eingehend erforscht.

Die industrielle Bedeutung von DMSO wurde erstmals Anfang des 20. Jahrhunderts erkannt, als es als effizientes Lösungsmittel bei der Synthese bestimmter organischer Verbindungen eingesetzt wurde. Seine Fähigkeit, ein breites Spektrum an polaren und unpolaren Substanzen zu lösen, machte es zu einem wertvollen Hilfsmittel in verschiedenen chemischen Prozessen.

1961 entdeckte Dr. Stanley W. Jacob, ein Forscher an der University of Oregon Medical School, das Potenzial von DMSO im Rahmen einer Studie über seine kryoprotektiven Eigenschaften wieder. Bei der Untersuchung seiner Fähigkeit, Zellen während des Einfrierens vor Schäden zu schützen, stießen Dr. Jacob und sein Kollege Dr. Robert Herschler auf die bemerkenswerte Fähigkeit von DMSO, in biologisches Gewebe einzudringen.

Diese Entdeckung öffnete die Tür zu umfangreichen Forschungen über die medizinischen Eigenschaften von DMSO. In nachfolgenden Studien wurden seine entzündungshemmenden und schmerzlindernden Eigenschaften sowie sein Potenzial als Träger für die Verabreichung von Arzneimitteln untersucht. Die Fähigkeit von DMSO, die Aufnahme bestimmter Arzneimittel durch die Haut zu verbessern, förderte das Interesse an seinen medizinischen Anwendungen weiter.

In den 1960er und 1970er Jahren gewann DMSO als potenzielles Therapeutikum an Popularität und wurde für eine Vielzahl von Erkrankungen erforscht, darunter Arthritis, Erkrankungen des Bewegungsapparats und Entzündungen. Doch trotz seiner vielversprechenden Eigenschaften hatte DMSO auf seinem Weg in die Schulmedizin mit Problemen zu kämpfen. Der starke, knoblauchähnliche Geruch, den es in der Atemluft und auf der Haut verströmt, sowie Bedenken hinsichtlich möglicher Nebenwirkungen führten zu einem unterschiedlichen Maß an Akzeptanz und Skepsis innerhalb der medizinischen Gemeinschaft.

Im Jahr 1970 erhielt DMSO von der US-amerikanischen Food and Drug Administration (FDA) den Status eines "Investigational New Drug", der seine Verwendung in klinischen Studien erlaubte. Obwohl sich DMSO als pharmazeutisches Produkt nicht durchsetzen konnte, wurde es weiterhin in Nischenanwendungen eingesetzt und gewann in alternativen und komplementärmedizinischen Kreisen an Popularität.

Auch heute noch ist DMSO Gegenstand ständiger Forschung und Diskussion. Seine geschichtliche Entwicklung spiegelt den Weg von einem industriellen Lösungsmittel zu einer Verbindung mit vielfältigen Anwendungsmöglichkeiten wider, die in Wissenschaft und Medizin sowohl Neugier als auch Vorsicht hervorruft. Um die Entwicklung von DMSO als eine Substanz mit vielfältigen Verwendungsmöglichkeiten und Auswirkungen zu verstehen, ist es wichtig, den historischen Kontext zu kennen.

- **DMSO in medizinischen und industriellen Anwendungen**

Dimethylsulfoxid (DMSO) wird sowohl in der Medizin als auch in der Industrie in großem Umfang eingesetzt, was seine Vielseitigkeit und einzigartigen Eigenschaften unter Beweis stellt.

Medizinische Anwendungen:

1. **Verabreichung von Medikamenten:**
   - DMSO ist bekannt für seine Fähigkeit, biologisches Gewebe wirksam zu durchdringen. Diese Eigenschaft hat dazu geführt, dass es als Träger für die Verabreichung von Medikamenten erforscht wird. Forscher haben sein Potenzial untersucht, die Aufnahme von Medikamenten durch die Haut zu verbessern, was neue Wege für die gezielte Verabreichung von Medikamenten eröffnet.
2. **Entzündungshemmende Eigenschaften:**
   - DMSO hat in verschiedenen Studien eine entzündungshemmende Wirkung gezeigt. Dies hat dazu geführt, dass sein potenzieller Einsatz bei der Behandlung von Entzündungszuständen wie Arthritis und Sportverletzungen erforscht wurde. Einige Formulierungen, die DMSO enthalten, wurden auf ihre Fähigkeit untersucht, Schmerzen zu lindern und Entzündungen zu reduzieren.
3. **Kryokonservierung:**
   - DMSO wurde ursprünglich bei Forschungsarbeiten zur Kryokonservierung entdeckt und wird heute in großem Umfang zur Konservierung von Zellen und Geweben verwendet. Seine kryoprotektiven Eigenschaften machen es zu einem wertvollen Bestandteil beim Einfrieren und Lagern von biologischem Material, einschließlich Zellen, Gewebe und Organen.
4. **Behandlung der interstitiellen Zystitis:**
   - DMSO wurde schon früh für seine Verwendung bei der Behandlung der interstitiellen Zystitis, einer chronischen Erkrankung, die durch eine Blasenentzündung gekennzeichnet ist, bekannt. Intravesikale Instillationen von DMSO wurden als therapeutische Option zur Linderung der mit dieser Erkrankung verbundenen Symptome erforscht.
5. **Sklerodermie und Raynaud-Phänomen:**
   - Einige Studien haben den Einsatz von DMSO bei der Behandlung von Sklerodermie und Raynaud-Phänomen untersucht. Seine gefäßerweiternden Eigenschaften und sein Potenzial, die Durchblutung zu verbessern, wurden auf ihre Wirkung bei diesen Erkrankungen hin erforscht.

Industrielle Anwendungen:

1. **Lösungsmittel in chemischen Prozessen:**
   - DMSO wird in der Industrie in erster Linie als leistungsfähiges Lösungsmittel in verschiedenen chemischen Prozessen eingesetzt. Seine Fähigkeit, sowohl polare als auch unpolare Substanzen aufzulösen, macht es wertvoll für die Synthese von organischen Verbindungen, Polymeren und Arzneimitteln.
2. **Polymer-Verarbeitung:**

- Bei der Herstellung von Polymeren wird DMSO als Lösungsmittel und Verarbeitungshilfsmittel verwendet. Es hilft beim Lösen und Verarbeiten von Polymeren und trägt so zur Herstellung von Materialien mit spezifischen Eigenschaften und Merkmalen bei.

3. **Elektronikindustrie:**
   - DMSO wird in der Elektronikindustrie als Lösungsmittel zur Reinigung und Entfettung elektronischer Bauteile verwendet. Aufgrund seiner hohen Löslichkeit und geringen Toxizität eignet es sich zur Entfernung von Rückständen und Verunreinigungen aus elektronischen Geräten.

4. **Farben- und Beschichtungsindustrie:**
   - DMSO wird in der Farben- und Lackindustrie als Lösungsmittel für bestimmte Harze und Polymere verwendet. Seine Wirksamkeit beim Lösen verschiedener Substanzen trägt zur Formulierung von Beschichtungen mit spezifischen Eigenschaften bei.

5. **Chemische Synthese:**
   - DMSO wird bei der Synthese von Arzneimitteln, Agrochemikalien und anderen Spezialchemikalien eingesetzt. Seine Rolle bei der Erleichterung chemischer Reaktionen und beim Lösen einer breiten Palette von Verbindungen macht es zu einem wertvollen Hilfsmittel bei der Herstellung verschiedener chemischer Produkte.

Das Verständnis der Anwendungen von DMSO sowohl in der Medizin als auch in der Industrie unterstreicht seine Bedeutung als vielseitige Verbindung mit unterschiedlichen Verwendungszwecken in verschiedenen Bereichen. Das Gleichgewicht zwischen seinen potenziellen Vorteilen und den Überlegungen zur sicheren Verwendung bleibt ein Schlüsselaspekt für seine weitere Erforschung und Anwendung.

Die Bedeutung der Reinheit

Die Bedeutung der Reinheit von Dimethylsulfoxid (DMSO) ist von entscheidender Bedeutung, insbesondere bei den verschiedenen Anwendungen in der Medizin, Pharmazie und Industrie. Aufgrund der einzigartigen Merkmale und Eigenschaften von DMSO ist die Sicherstellung hochwertiger Standards von größter Bedeutung.

Medizinischer und pharmazeutischer Kontext:

1. **Patientensicherheit:**
   - Bei medizinischen Anwendungen wie der Verabreichung von Arzneimitteln und der Behandlung verschiedener Krankheiten wirkt sich die Reinheit von DMSO direkt auf die Sicherheit der Patienten aus. Verunreinigungen in DMSO könnten bei therapeutischer Anwendung unerwartete Nebenwirkungen oder unerwünschte Reaktionen hervorrufen.

2. **Wirksamkeit von Medikamentenformulierungen:**
   - Die Wirksamkeit von Arzneimittelformulierungen, die DMSO enthalten, hängt von der Reinheit der Verbindung ab. Unreines DMSO kann in unvorhersehbarer Weise mit anderen Substanzen interagieren und so die Pharmakokinetik und Pharmakodynamik von Medikamenten verändern.
3. **Zell- und Gewebekonservierung:**
   - Bei der Kryokonservierung und Lagerung von Zellen und Geweben ist die Reinheit von DMSO entscheidend. Verunreinigungen könnten die Integrität biologischer Materialien beeinträchtigen und ihre Lebensfähigkeit und Funktionalität beim Auftauen beeinträchtigen.
4. **Vermeidung von allergischen Reaktionen:**
   - Reines DMSO verringert das Risiko von allergischen Reaktionen. Verunreinigungen können bei Einzelpersonen Empfindlichkeiten oder Allergien auslösen, was die Notwendigkeit einer strengen Qualitätskontrolle unterstreicht, um derartige Risiken zu minimieren.

Industrielle und chemische Synthese:

1. **Chemische Reaktionen und Synthese:**
   - In industriellen Prozessen und bei der chemischen Synthese ist die Reinheit von DMSO entscheidend für konsistente und zuverlässige chemische Reaktionen. Verunreinigungen können die Reaktionen stören, unvorhersehbare Ergebnisse liefern und die Qualität der Endprodukte beeinträchtigen.
2. **Polymer- und Materialherstellung:**
   - Die Herstellung von Polymeren und Materialien erfordert DMSO von hoher Reinheit. Verunreinigungen können die Eigenschaften der fertigen Materialien beeinträchtigen und zu Schwankungen bei Merkmalen wie Festigkeit, Flexibilität oder Leitfähigkeit führen.
3. **Reinigung von Elektronik und Bauteilen:**
   - In der Elektronikindustrie, wo DMSO zur Reinigung und Entfettung von elektronischen Bauteilen verwendet wird, ist eine hohe Reinheit unerlässlich, um Rückstände oder Verunreinigungen zu vermeiden, die die Funktionsfähigkeit der elektronischen Geräte beeinträchtigen könnten.

Qualitätsstandards für DMSO:

1. **US Pharmacopeia (USP) Normen:**
   - DMSO, das in pharmazeutischen und medizinischen Anwendungen verwendet wird, unterliegt häufig den Normen der United States Pharmacopeia (USP). Diese Normen definieren Kriterien für Reinheit, Konzentration und zulässige Verunreinigungen.

2. **Europäische Pharmakopöe (Ph. Eur.) Normen:**
   - Auf dem europäischen Markt ist die Einhaltung der Normen des Europäischen Arzneibuches üblich. Diese Normen gewährleisten die Qualität, Reinheit und Sicherheit von DMSO, das in verschiedenen Anwendungen eingesetzt wird.
3. **ISO-Zertifizierung:**
   - DMSO-Lieferanten und -Hersteller können sich nach ISO-Normen wie ISO 9001 oder ISO 13485 zertifizieren lassen, um ihr Engagement für das Qualitätsmanagement und die Einhaltung strenger Qualitätskontrollmaßnahmen nachzuweisen.
4. **Gute Herstellungspraktiken (GMP):**
   - Anlagen, die DMSO für medizinische und pharmazeutische Anwendungen herstellen, befolgen häufig die Grundsätze der Guten Herstellungspraxis, um Qualität, Konsistenz und die Einhaltung der gesetzlichen Vorschriften zu gewährleisten.
5. **Zertifikat der Analyse (CoA):**
   - In der Regel stellen die Hersteller ein Analysezertifikat aus, in dem die Spezifikationen und Qualitätskontrollmaßnahmen für eine bestimmte DMSO-Charge aufgeführt sind. Dieses Dokument dient als Nachweis dafür, dass das Produkt den festgelegten Normen entspricht.

Zusammenfassend lässt sich sagen, dass die Einhaltung hoher Reinheitsstandards für DMSO unerlässlich ist, um seine sichere und wirksame Verwendung in einem breiten Spektrum von Anwendungen zu gewährleisten. Die Einhaltung anerkannter Qualitätsstandards und gründliche Qualitätskontrollverfahren tragen zur Zuverlässigkeit und Beständigkeit von DMSO in verschiedenen Branchen bei.

- **Die Wahl der richtigen Besoldungsgruppe**

Die Auswahl der geeigneten Dimethylsulfoxid (DMSO)-Qualität ist entscheidend und hängt vom Verwendungszweck ab, sei es in der Medizin, der Pharmazie oder der Industrie. Es sind verschiedene DMSO-Qualitäten erhältlich, die jeweils bestimmte Reinheits- und Qualitätsstandards erfüllen müssen. Im Folgenden werden Überlegungen zur Auswahl der richtigen Qualität angestellt:

Pharmazeutische Qualität:

1. **Reinheit und Konformität:**
   - DMSO in pharmazeutischer Qualität entspricht den höchsten Reinheitsstandards und erfüllt oder übertrifft häufig die Spezifikationen des Arzneibuchs. Es wird unter Einhaltung der behördlichen Vorschriften hergestellt, um ein für medizinische und pharmazeutische Anwendungen geeignetes Produkt zu gewährleisten.
2. **Qualitätskontrolle:**

- Achten Sie auf DMSO-Lieferanten oder -Hersteller mit soliden Qualitätskontrollmaßnahmen, einschließlich der Einhaltung der Guten Herstellungspraxis (GMP) und der Vorlage eines Analysezertifikats (CoA) für jede Charge. Dies gewährleistet Konsistenz und Zuverlässigkeit bei DMSO in pharmazeutischer Qualität.

3. **Einhaltung der Pharmakopöen:**
   - Wählen Sie DMSO, das anerkannten Pharmakopöen wie der United States Pharmacopeia (USP) oder der European Pharmacopoeia (Ph. Eur.) entspricht, um sicherzustellen, dass es die strengen Standards für Reinheit und Qualität erfüllt.

Industrielle Qualität:

1. **Spezifische Anwendungen:**
   - Bestimmen Sie die spezifische industrielle Anwendung, für die das DMSO benötigt wird. Die Reinheit von DMSO in Industriequalität kann je nach Verwendungszweck variieren, z. B. bei der chemischen Synthese, der Polymerverarbeitung oder der Reinigung elektronischer Bauteile.

2. **Kostenüberlegungen:**
   - DMSO in Industriequalität ist oft kostengünstiger als pharmazeutische Qualität. Wenn die Anwendung nicht den höchsten Reinheitsgrad erfordert, kann die Wahl eines Produkts in Industriequalität eine praktische und wirtschaftliche Entscheidung sein.

3. **Kundenspezifische Formulierungen:**
   - Einige industrielle Prozesse können kundenspezifische Formulierungen von DMSO mit spezifischen Verunreinigungsprofilen beinhalten. In solchen Fällen kann es von Vorteil sein, eng mit einem Lieferanten zusammenzuarbeiten, der das Produkt auf die Anforderungen der jeweiligen Anwendung zuschneiden kann.

Laborqualität:

1. **Forschung und analytische Arbeit:**
   - DMSO in Laborqualität ist für die allgemeine Laborforschung und analytische Arbeiten geeignet. Es hat zwar einen geringeren Reinheitsgrad als pharmazeutisches DMSO, ist aber dennoch für viele Laboranwendungen geeignet.

2. **Kosteneffizienz:**
   - Für routinemäßige Laborverfahren, bei denen es nicht auf höchste Reinheit ankommt, kann die Wahl von DMSO in Laborqualität kosteneffizient sein und dennoch den Anforderungen von Standard-Laborprotokollen genügen.

Wichtige Überlegungen:

1. **Reinheitsanforderungen:**
   - Berücksichtigen Sie den für die beabsichtigte Anwendung erforderlichen Reinheitsgrad. DMSO in pharmazeutischer Qualität ist für medizinische und pharmazeutische Anwendungen, bei denen die Reinheit ein entscheidender Faktor ist, unerlässlich.
2. **Einhaltung von Vorschriften:**
   - Vergewissern Sie sich, dass die gewählte Sorte die für den vorgesehenen Verwendungszweck geltenden Normen erfüllt. Dies ist besonders wichtig bei medizinischen und pharmazeutischen Anwendungen, für die eine behördliche Genehmigung erforderlich sein kann.
3. **Ruf des Lieferanten:**
   - Wählen Sie einen seriösen Lieferanten oder Hersteller, der bereits in der Vergangenheit hochwertiges DMSO geliefert hat. Achten Sie auf Zertifizierungen, Qualitätskontrollen und Kundenrezensionen, um die Zuverlässigkeit des Lieferanten zu beurteilen.
4. **Anwendungsspezifische Merkmale:**
   - Berücksichtigen Sie alle spezifischen Eigenschaften, die für die Anwendung erforderlich sind, z. B. das Fehlen bestimmter Verunreinigungen oder maßgeschneiderte Formulierungen für den industriellen Prozess.

Durch sorgfältige Abwägung dieser Faktoren können Sie die richtige DMSO-Qualität auswählen, die den Anforderungen und Normen der geplanten Anwendung entspricht.

- **Sicherheitserwägungen**

Bei der Arbeit mit Dimethylsulfoxid (DMSO) sind Sicherheitsüberlegungen aufgrund seiner einzigartigen Eigenschaften und potenziellen Risiken von größter Bedeutung. Unabhängig davon, ob es in der Medizin, der Pharmazie oder der Industrie verwendet wird, ist die Einhaltung der Sicherheitsrichtlinien entscheidend für das Wohlbefinden der beteiligten Personen. Hier sind die wichtigsten Sicherheitsüberlegungen:

Allgemeine Sicherheitsrichtlinien:

1. **Persönliche Schutzausrüstung (PSA):**
   - Tragen Sie beim Umgang mit DMSO geeignete PSA, einschließlich Handschuhe, Schutzbrille und Laborkittel oder Schutzkleidung. Dies trägt dazu bei, den direkten Hautkontakt zu minimieren und eine mögliche Exposition der Augen zu verhindern.

2. **Belüftung:**
   - Arbeiten Sie in gut belüfteten Bereichen oder verwenden Sie Abzugshauben, um das Einatmen von DMSO-Dämpfen zu vermeiden. Angemessene Belüftung trägt dazu bei, dass Dämpfe, die bei der Handhabung freigesetzt werden können, zerstreut werden.
3. **Vermeiden von Hautkontakt:**
   - Vermeiden Sie Hautkontakt mit DMSO. Wenn es zu einem Kontakt kommt, waschen Sie die betroffene Stelle gründlich mit Wasser und Seife. DMSO ist dafür bekannt, dass es Stoffe durch die Haut transportieren kann, daher ist es wichtig, die Exposition zu minimieren.
4. **Augenschutz:**
   - Bei möglicher Augenexposition Schutzbrille oder Schutzhelm tragen. Wenn DMSO mit den Augen in Berührung kommt, spülen Sie sie sofort mit reichlich Wasser aus und suchen Sie einen Arzt auf, wenn die Reizung anhält.
5. **Handhabung in einer kontrollierten Umgebung:**
   - Führen Sie Aufgaben im Zusammenhang mit DMSO in einer kontrollierten Umgebung durch, z. B. in einem Labor oder einem ausgewiesenen Arbeitsbereich. Stellen Sie sicher, dass verschüttetes DMSO gemäß den festgelegten Protokollen sofort beseitigt wird.

Lagerung und Handhabung:

1. **Richtige Lagerungsbedingungen:**
   - Lagern Sie DMSO an einem kühlen, trockenen Ort, fern von direktem Sonnenlicht und inkompatiblen Materialien. Befolgen Sie die spezifischen Lagerungsempfehlungen des Herstellers.
2. **Keine Lagerung von Lebensmitteln oder Getränken:**
   - Vermeiden Sie die Lagerung oder den Verzehr von Speisen und Getränken in Bereichen, in denen mit DMSO gearbeitet wird, um eine mögliche Kontamination zu vermeiden.
3. **Trennung von unverträglichen Materialien:**
   - Lagern Sie DMSO entfernt von inkompatiblen Substanzen, einschließlich starker Säuren, Basen und Oxidationsmitteln. Prüfen Sie die Kompatibilitätstabellen und Lagerungsrichtlinien, um Reaktionen zu vermeiden.
4. **Sichere Behältnisse:**
   - Verwenden Sie sichere Behälter mit geeigneten Verschlüssen, um ein Auslaufen oder Verschütten zu verhindern. Stellen Sie sicher, dass die Behälter genau mit den relevanten Sicherheitsinformationen beschriftet sind.

Brandsicherheit:

1. **Entflammbarkeit:**
   - DMSO ist brennbar. Halten Sie es von offenen Flammen, Funken und Zündquellen fern. In Bereichen, in denen die Gefahr brennbarer Dämpfe besteht, explosionsgeschützte Geräte verwenden.
2. **Feuerlöscher:**
   - Halten Sie in Bereichen, in denen DMSO gelagert oder gehandhabt wird, geeignete Feuerlöschmittel, z. B. Feuerlöscher der Klasse B, bereit.

Medizinische Erwägungen:

1. **Konsultation von Angehörigen der Gesundheitsberufe:**
   - Wenden Sie sich an medizinisches Fachpersonal, insbesondere wenn Sie DMSO für medizinische oder therapeutische Zwecke verwenden. Lassen Sie sich über die richtige Dosierung, Anwendungsmethoden und mögliche Wechselwirkungen mit anderen Medikamenten beraten.
2. **Individuelle Empfindlichkeiten:**
   - Achten Sie auf individuelle Empfindlichkeiten gegenüber DMSO. Bei einigen Personen kann es zu Hautreizungen oder allergischen Reaktionen kommen. Führen Sie Pflastertests durch, bevor Sie DMSO auf breiter Basis anwenden, insbesondere im medizinischen oder Hautpflegebereich.

Verfahren für Notfälle:

1. **Plan für Notfallmaßnahmen:**
   - Erstellung und Weitergabe eines Notfallplans für versehentliche Expositionen, Verschüttungen oder andere Zwischenfälle mit DMSO. Sicherstellen, dass das Personal in den entsprechenden Verfahren geschult wird.
2. **Ansprechpartner für Notfälle:**
   - Führen Sie eine Liste mit Kontaktpersonen für Notfälle, einschließlich örtlicher Notdienste und einschlägiger medizinischer Fachkräfte, für den Fall, dass sofortige Hilfe benötigt wird.

Durch die Einbeziehung dieser Sicherheitsaspekte in Praktiken und Protokolle können Personen, die mit DMSO arbeiten, potenzielle Risiken mindern und ein sichereres Umfeld für die Verwendung von DMSO schaffen. Regelmäßige Schulungen und Sensibilisierungsprogramme können die Sicherheitsmaßnahmen weiter verbessern und eine Kultur der Verantwortung fördern.

DMSO in der Alternativmedizin

Dimethylsulfoxid (DMSO) hat in der Alternativmedizin aufgrund seiner potenziellen therapeutischen Eigenschaften Aufmerksamkeit erregt und wurde in verschiedenen ganzheitlichen Praktiken erforscht. Obwohl die Verwendung von DMSO in diesem Zusammenhang nicht allgemein anerkannt ist, wird es von einigen Personen und Therapeuten in alternative Heilmethoden einbezogen. Im Folgenden werden Aspekte im Zusammenhang mit DMSO in der Alternativmedizin behandelt:

1. Entzündungshemmend und schmerzlindernd:

- **Anspruch:** Es wird angenommen, dass DMSO entzündungshemmende Eigenschaften besitzt, was es zu einem potenziellen Heilmittel für Erkrankungen macht, die mit Entzündungen einhergehen.
- **Anwendung:** Einige Befürworter der Alternativmedizin empfehlen die topische Anwendung von DMSO zur Linderung von Schmerzen, die mit Erkrankungen wie Arthritis, Muskelzerrungen und Gelenkentzündungen einhergehen.

2. Transdermale Absorption:

- **Anspruch:** DMSO ist bekannt für seine Fähigkeit, leicht in die Haut einzudringen, und einige Alternativmediziner glauben, dass diese Eigenschaft die Aufnahme von Substanzen durch die Haut verbessert.
- **Anwendung:** In der Alternativmedizin wird DMSO manchmal als Trägerstoff verwendet, um die transdermale Absorption anderer therapeutischer Substanzen, wie Kräuterextrakte oder ätherische Öle, zu erleichtern.

3. Entgiftung:

- **Anspruch:** DMSO wurde als potenzielles Mittel zur Entgiftung vorgeschlagen, das dem Körper hilft, Giftstoffe auszuscheiden.
- **Anwendung:** Einige Alternativmediziner setzen DMSO in Entgiftungsprotokollen ein und behaupten, es könne bei der Ausleitung von Schwermetallen und anderen schädlichen Substanzen aus dem Körper helfen.

4. Wundheilung:

- **Anspruch:** Einige glauben, dass DMSO Eigenschaften hat, die die Wundheilung und die Gewebereparatur fördern.

- **Anwendung:** In der alternativen Medizin wird DMSO äußerlich auf Wunden und Verletzungen aufgetragen, in dem Glauben, dass es den Heilungsprozess beschleunigen kann.

5. Unterstützung bei neurologischen Erkrankungen:

- **Behauptung:** Einige Befürworter der Alternativmedizin vermuten, dass DMSO neuroprotektive Eigenschaften hat und möglicherweise bei bestimmten neurologischen Erkrankungen von Nutzen sein könnte.
- **Anwendung:** Es wurde in alternativen Ansätzen für Krankheiten wie traumatische Hirnverletzungen oder neurodegenerative Störungen erforscht, obwohl die wissenschaftlichen Belege für diese Behauptungen begrenzt sind.

6. Individuelle Zeugnisse:

- **Behauptung:** Bei der Werbung für DMSO in der Alternativmedizin spielen oft anekdotische Beweise und individuelle Erfahrungsberichte eine Rolle.
- **Anwendung:** Persönliche Geschichten und positive Erfahrungen von Menschen, die DMSO für verschiedene Zwecke verwendet haben, tragen zu seiner Beliebtheit in den alternativen Medizingemeinschaften bei.

7. Sicherheitsaspekte:

- **Abwägung:** Auch wenn einige Menschen die Verwendung von DMSO in der Alternativmedizin befürworten, müssen die mit seiner Verwendung verbundenen Sicherheitsbedenken berücksichtigt werden, wie z. B. Hautreizungen, das Potenzial für allergische Reaktionen und die Aufnahme anderer Substanzen in den Blutkreislauf.
- **Anwendung:** Heilpraktiker, die DMSO verwenden, sollten Vorsicht walten lassen, eine informierte Zustimmung erteilen und auf die individuellen Empfindlichkeiten achten.

8. Regulatorischer Status:

- **Überlegungen:** Der rechtliche Status von DMSO ist von Region zu Region unterschiedlich, und seine Verwendung in der alternativen Medizin kann rechtlichen und regulatorischen Beschränkungen unterliegen.
- **Anwendung:** Der Arzt sollte die örtlichen Vorschriften und Richtlinien für die Verwendung von DMSO in der Alternativmedizin kennen und für deren Einhaltung sorgen.

Es ist wichtig anzumerken, dass es zwar Behauptungen und anekdotische Berichte gibt, die die Verwendung von DMSO in der alternativen Medizin unterstützen, die wissenschaftlichen Beweise für viele dieser Behauptungen sind jedoch oft begrenzt. Personen, die DMSO für alternative Heilmethoden in Erwägung ziehen, sollten Vorsicht walten lassen, sich von qualifiziertem medizinischem Fachpersonal beraten lassen und sich über mögliche Risiken und Vorteile informieren.

DMSO in der Forschung

Dimethylsulfoxid (DMSO) ist aufgrund seiner einzigartigen Eigenschaften und potenziellen Anwendungen Gegenstand umfangreicher Forschungsarbeiten in verschiedenen wissenschaftlichen Disziplinen gewesen. Forscher haben seine chemischen, biologischen und medizinischen Eigenschaften erforscht, was zu einer Vielzahl von Studien geführt hat. Hier sind die wichtigsten Aspekte von DMSO in der Forschung:

1. Lösungsmitteleigenschaften und chemische Reaktionen:

- **Forschungsschwerpunkt:** Untersuchungen zu DMSO als Lösungsmittel für chemische Reaktionen und Synthesen.
- **Anwendungen:** Die außergewöhnlichen Lösungsmitteleigenschaften von DMSO werden bei der Synthese von organischen Verbindungen, Polymeren und Arzneimitteln genutzt. Forscher untersuchen seine Rolle bei der Erleichterung chemischer Reaktionen und seine Auswirkungen auf die Reaktionskinetik.

2. Kryokonservierung und Lebensfähigkeit der Zellen:

- **Forschungsschwerpunkt:** Studien über die Wirksamkeit von DMSO bei der Kryokonservierung von Zellen und Geweben.
- **Anwendungen:** DMSO ist ein gängiges Kälteschutzmittel bei der Lagerung von Zellen und Gewebe. Die Forschung hat sich auf die Optimierung von DMSO-Konzentrationen und Protokollen konzentriert, um die Lebensfähigkeit von Zellen während des Einfrierens und Auftauens zu verbessern.

3. Wirkstoffabgabe und transdermale Absorption:

- **Forschungsschwerpunkt:** Untersuchung der Fähigkeit von DMSO, die Arzneimittelabgabe durch transdermale Absorption zu verbessern.
- **Anwendungen:** DMSO wurde als potenzieller Träger für die Verabreichung von Arzneimitteln untersucht, wobei Forscher seine Fähigkeit erforschten, die Aufnahme von Medikamenten durch die Haut zu verbessern.

4. Entzündungshemmende und schmerzlindernde Eigenschaften:

- **Forschungsschwerpunkt:** Studien über die entzündungshemmende und schmerzlindernde Wirkung von DMSO.
- **Anwendungen:** Die Forschung hat die Mechanismen erforscht, durch die DMSO Entzündungen reduzieren und Schmerzen lindern kann. Zu den Untersuchungen gehören seine Auswirkungen auf die Zytokinproduktion, die Modulation von Entzündungswegen und mögliche Anwendungen bei Erkrankungen wie Arthritis.

5. Biologische und zelluläre Wirkungen:

- **Forschungsschwerpunkt:** Erforschung der biologischen und zellulären Wirkungen von DMSO.
- **Anwendungen:** Die Forschung hat sich mit der Frage beschäftigt, wie DMSO mit biologischen Systemen interagiert, einschließlich seiner Auswirkungen auf Zellmembranen, zelluläre Signalübertragung und Genexpression. Dieses Wissen ist grundlegend für das Verständnis seiner vielfältigen Anwendungen.

6. Neuroprotektive und antioxidative Eigenschaften:

- **Forschungsschwerpunkt:** Untersuchung der potenziellen neuroprotektiven und antioxidativen Eigenschaften von DMSO.
- **Anwendungen:** In einigen Studien wurde untersucht, ob DMSO schützende Wirkungen auf neurologisches Gewebe haben und als Antioxidans wirken könnte, was sich möglicherweise auf Zustände auswirken könnte, die mit oxidativem Stress und Neurodegeneration verbunden sind.

7. DMSO in Krankheitsmodellen:

- **Forschungsschwerpunkt:** Verwendung von DMSO in Krankheitsmodellen und präklinischen Studien.
- **Anwendungen:** DMSO wurde in verschiedenen Krankheitsmodellen eingesetzt, um seine potenzielle therapeutische Wirkung zu untersuchen. Forscher verwenden Tiermodelle, um seine Auswirkungen auf Krankheiten wie Entzündungen, Schmerzen und bestimmte neurologische Störungen zu untersuchen.

8. Kombinationstherapien:

- **Forschungsschwerpunkt:** Erforschung von DMSO in Kombinationstherapien.
- **Anwendungen:** Die Forschung hat die synergistischen Wirkungen von DMSO untersucht, wenn es in Kombination mit anderen Stoffen wie Arzneimitteln oder therapeutischen

Wirkstoffen verwendet wird, um die Behandlungsergebnisse bei verschiedenen medizinischen Anwendungen zu verbessern.

9. Studien zur Sicherheit und Toxikologie:

- **Forschungsschwerpunkt:** Sicherheitsbewertungen und toxikologische Studien im Zusammenhang mit DMSO.
- **Anwendungen:** Studien zielen darauf ab, die potenziellen Risiken im Zusammenhang mit der Verwendung von DMSO zu verstehen, einschließlich seines Sicherheitsprofils, potenzieller unerwünschter Wirkungen und optimaler Dosierungsmengen für verschiedene Anwendungen.

10. DMSO in der Veterinärmedizin:

- **Forschungsschwerpunkt:** Untersuchungen zur Verwendung von DMSO in der Tiermedizin.
- **Anwendungen:** Die Forschung untersucht die potenziellen Vorteile von DMSO bei der Behandlung von Tierkrankheiten, einschließlich seiner Verwendung zur Unterstützung von Gelenken und Muskeln, zur Wundheilung und zur dermatologischen Pflege.

11. Mechanismen der transdermalen Penetration:

- **Forschungsschwerpunkt:** Aufklärung der Mechanismen, durch die DMSO in biologische Membranen eindringt.
- **Anwendungen:** Das Verständnis dafür, wie DMSO die Hautbarriere durchdringt, ist entscheidend für die Optimierung seiner Verwendung bei der transdermalen Verabreichung von Arzneimitteln und anderen Anwendungen.

12. In-vitro- und In-vivo-Studien:

- **Forschungsschwerpunkt:** Durchführung von In-vitro- und In-vivo-Studien zur Bewertung der biologischen Wirkungen von DMSO.
- **Anwendungen:** Forscher setzen eine Reihe von Versuchsmodellen ein, um die Auswirkungen von DMSO auf Zellen, Gewebe und lebende Organismen zu bewerten, und tragen so zu einem umfassenden Verständnis seiner biologischen Wirkungen bei.

Der Umfang der Forschung zu DMSO spiegelt seine Vielseitigkeit und die breite Palette möglicher Anwendungen wider. Viele Studien haben seine Nützlichkeit bewiesen, aber die laufende Forschung ist unerlässlich, um die Wirkungsmechanismen weiter zu erforschen, die Anwendungen zu optimieren und alle Sicherheitsaspekte zu berücksichtigen.

Rechtliche und regulatorische Erwägungen

Die rechtlichen und regulatorischen Überlegungen zu Dimethylsulfoxid (DMSO) variieren je nach Land und Verwendungszweck. Im Folgenden finden Sie allgemeine Aspekte, die Sie im Hinblick auf die rechtlichen und regulatorischen Rahmenbedingungen für DMSO berücksichtigen sollten:

1. Pharmazeutische und medizinische Verwendung:

- **Aufsichtsbehörden:** In vielen Ländern unterliegt DMSO den Vorschriften der Gesundheits- und Arzneimittelbehörden.
- **Genehmigungsverfahren:** Wenn DMSO für die Verwendung in Arzneimitteln oder medizinischen Behandlungen vorgesehen ist, muss es möglicherweise behördliche Zulassungsverfahren durchlaufen, um seine Sicherheit, Wirksamkeit und Qualität zu gewährleisten.

2. Freiverkäufliche Verfügbarkeit (OTC):

- **Regulierung von OTC-Produkten:** In einigen Regionen kann DMSO für bestimmte Anwendungen rezeptfrei erhältlich sein. Der Zulassungsstatus kann variieren, und bestimmte Konzentrationen oder Formulierungen können anderen Vorschriften unterliegen.

3. Industrielle Nutzung:

- **Vorschriften zur chemischen Sicherheit:** DMSO, das in industriellen Anwendungen verwendet wird, kann den von den Arbeitsschutzbehörden erlassenen Vorschriften zur chemischen Sicherheit unterliegen.
- **Umweltvorschriften:** Regulatorische Überlegungen können sich auch auf Umweltverträglichkeitsprüfungen und die Einhaltung von Umweltschutzvorschriften erstrecken.

4. Tiermedizinische Anwendungen:

- **Tiergesundheitsbehörden:** In der Tiermedizin kann die Verwendung von DMSO bei Tieren von den Veterinärbehörden geregelt werden.
- **Zulassung und Leitlinien:** Veterinärmedizinische Anwendungen bedürfen möglicherweise einer Zulassung, und die Aufsichtsbehörden können Leitlinien für die ordnungsgemäße Verwendung und Dosierung vorgeben.

5. Rechtliche Beschränkungen:

- **Verschreibungspflicht:** In einigen Ländern ist DMSO für bestimmte medizinische Anwendungen nur auf Rezept erhältlich.
- **Verbotene Verwendungen:** Für bestimmte Verwendungen oder Konzentrationen von DMSO können aufgrund von Sicherheitsbedenken oder potenziellem Missbrauch gesetzliche Einschränkungen gelten.

6. Behörde für Sicherheit und Gesundheit am Arbeitsplatz (OSHA):

- **Vorschriften am Arbeitsplatz:** Die industrielle Verwendung von DMSO kann in den Geltungsbereich von Arbeitsschutzvorschriften fallen, und die Einhaltung von Richtlinien von Behörden wie OSHA kann erforderlich sein.

7. Transportvorschriften:

- **Versand und Handhabung:** Der Transport von DMSO unterliegt möglicherweise den internationalen Vorschriften für den Versand und die Handhabung von Gefahrgut.
- **Kennzeichnung und Dokumentation:** Für den Transport von Stoffen wie DMSO sind häufig eine ordnungsgemäße Kennzeichnung und Dokumentation erforderlich.

8. Gute Herstellungspraktiken (GMP):

- **Pharmazeutische und industrielle Produktion:** Einrichtungen, die DMSO für pharmazeutische oder industrielle Zwecke herstellen, müssen unter Umständen gute Herstellungspraktiken einhalten, um die Produktqualität und -sicherheit zu gewährleisten.

9. Internationale Vorschriften:

- **Harmonisierung von Normen:** Der internationale Handel mit DMSO kann harmonisierten Normen unterliegen, die von Organisationen wie dem Internationalen Rat zur Harmonisierung der technischen Anforderungen an Humanarzneimittel (ICH) festgelegt wurden.

10. Einhaltung der Vorschriften und Berichterstattung:

- **Einhaltung von Vorschriften:** Unternehmen und Einrichtungen, die DMSO herstellen oder verwenden, müssen die einschlägigen Vorschriften einhalten.
- **Meldepflichten:** Die Meldepflicht für unerwünschte Ereignisse, Freisetzungen in die Umwelt oder andere Vorfälle kann von Aufsichtsbehörden vorgeschrieben werden.

11. Dokumentation und Bescheinigungen:

- **Analysezertifikate:** Von den Lieferanten können Analysezertifikate (CoA) zum Nachweis der Qualität und Reinheit von DMSO verlangt werden.
- **ISO-Zertifizierungen:** Einrichtungen können Zertifizierungen wie ISO 9001 oder ISO 13485 anstreben, um ihre Qualitätsmanagementsysteme zu bestätigen.

12. Sensibilisierung und Aufklärung der Verbraucher:

- **Kennzeichnung und Anweisungen:** Die Aufsichtsbehörden können eine klare Kennzeichnung und Anleitung für DMSO-Produkte vorschreiben, um das Bewusstsein der Verbraucher zu schärfen und eine sichere Verwendung zu gewährleisten.

13. Überwachung nach dem Inverkehrbringen:

- **Überwachung und Berichterstattung:** Die Überwachung nach dem Inverkehrbringen kann die Überwachung der Sicherheit und Wirksamkeit von DMSO-haltigen Produkten und die Meldung etwaiger unerwünschter Ereignisse an die Aufsichtsbehörden umfassen.

Für Einzelpersonen und Unternehmen, die mit DMSO arbeiten, ist es von entscheidender Bedeutung, die rechtlichen und regulatorischen Anforderungen in ihrer jeweiligen Region zu kennen und einzuhalten. Die Beratung durch Rechts- und Regulierungsexperten, die ständige Information über Aktualisierungen und die Transparenz der Produktdokumentation sind wesentliche Aspekte bei der Navigation durch das regulatorische Umfeld von DMSO.

Kapitel 2
Erste Schritte mit DMSO

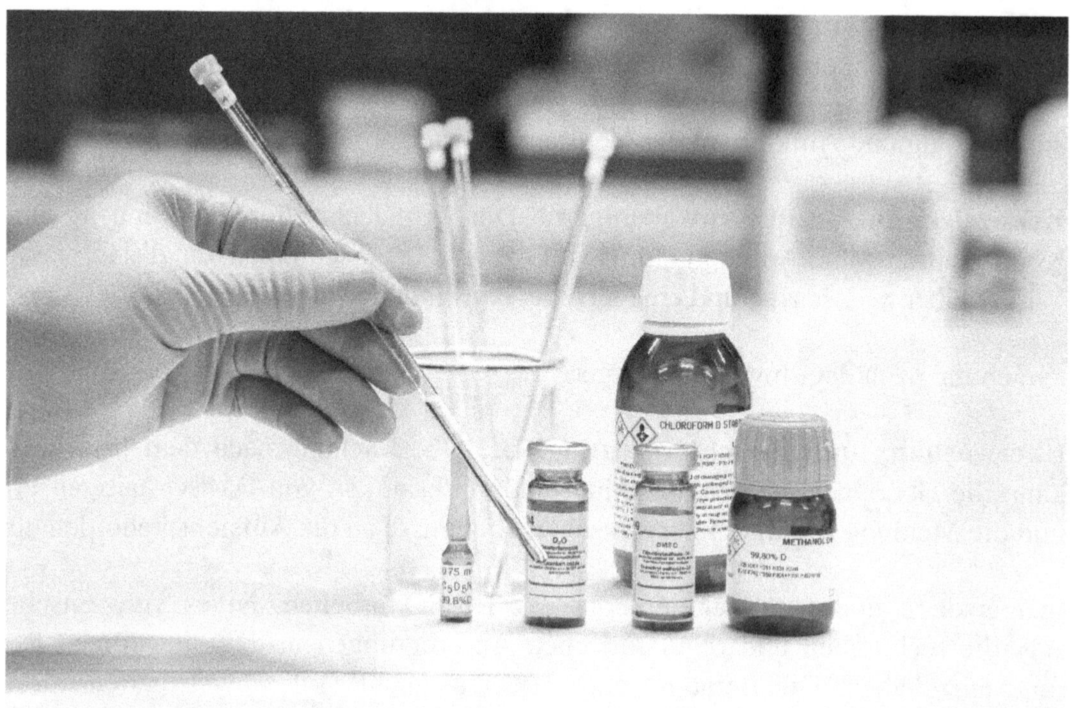

Arten von DMSO-Produkten

Dimethylsulfoxid (DMSO) ist in verschiedenen Formen erhältlich, die jeweils auf bestimmte Anwendungen zugeschnitten sind. Im Folgenden werden gängige Arten von DMSO-Produkten vorgestellt:

1. Flüssiges DMSO:

- **Form:** Flüssiges DMSO ist eine klare, farblose und geruchlose Lösung.
- **Anwendung:** Flüssiges DMSO ist vielseitig einsetzbar und wird in verschiedenen Industriezweigen verwendet, u. a. in der Pharmazie, der Laborforschung und bei industriellen Verfahren.
- **Verabreichung:** Es kann topisch aufgetragen, als Lösungsmittel in Laboratorien verwendet oder in Formulierungen für bestimmte Anwendungen eingesetzt werden.

2. DMSO Gel und Creme:

- **Form:** DMSO wird in Gelen oder Cremes formuliert, oft mit zusätzlichen Inhaltsstoffen für bestimmte Zwecke.
- **Anwendung:** Topische Gele und Cremes sind beliebt für lokale Anwendungen, insbesondere in der Alternativmedizin und der Schmerzbehandlung.
- **Eigenschaften:** Die Gel- oder Cremeform ermöglicht ein einfaches und gezieltes Auftragen auf die Haut und eignet sich daher für Erkrankungen wie Arthritis, Muskelzerrungen und Gelenkschmerzen.

3. DMSO in Arzneimitteln:

- **Form:** DMSO in pharmazeutischer Qualität ist eine hoch gereinigte Form der Verbindung.
- **Anwendung:** DMSO wird in der Pharmazie für verschiedene Zwecke verwendet, unter anderem als Lösungsmittel für Arzneimittelformulierungen und als Träger für die transdermale Verabreichung von Arzneimitteln.
- **Regulatorische Erwägungen:** DMSO in pharmazeutischer Qualität muss strenge Qualitäts- und Reinheitsstandards erfüllen, die von Regulierungsbehörden wie der United States Pharmacopeia (USP) oder der European Pharmacopoeia (Ph. Eur.) festgelegt wurden.

4. DMSO-Lösungen für die Kryokonservierung:

- **Form:** DMSO wird üblicherweise in Form einer Lösung zur Kryokonservierung von Zellen und Geweben verwendet.
- **Anwendung:** Es dient als Kälteschutzmittel, um die Bildung von Eiskristallen beim Einfrieren zu verhindern und die Lebensfähigkeit biologischer Materialien zu erhalten.
- **Die Konzentration:** Die für die Kryokonservierung verwendeten DMSO-Lösungen werden sorgfältig mit spezifischen Konzentrationen formuliert, um die kryoprotektive Wirkung auszugleichen und potenzielle Zellschäden zu minimieren.

5. Industrielles DMSO:

- **Form:** DMSO in Industriequalität wird in verschiedenen Herstellungs- und Industrieprozessen verwendet.
- **Anwendung:** Es dient als Lösungsmittel für die chemische Synthese, die Polymerverarbeitung und in der Elektronikindustrie zur Reinigung elektronischer Bauteile.
- **Konzentration:** Bei industriellen Anwendungen können je nach den spezifischen Anforderungen des Prozesses unterschiedliche Konzentrationen von DMSO verwendet werden.

6. Veterinärmedizinische DMSO-Produkte:

- **Form:** DMSO wird in der Tiermedizin in verschiedenen Formen verwendet, darunter Flüssigkeiten, Gele oder Cremes.
- **Anwendung:** Veterinärmedizinische Anwendungen können die Behandlung von Gelenkproblemen, Entzündungen oder die Wundversorgung bei Tieren umfassen.
- **Verabreichung:** Je nach Erkrankung kann DMSO topisch oder als Teil eines spezifischen Behandlungsschemas verabreicht werden.

7. Kosmetische Produkte und Hautpflegemittel:

- **Form:** DMSO wird gelegentlich in kosmetischen und Hautpflegemitteln verwendet.
- **Anwendung:** Es kann aufgrund seiner potenziell hautberuhigenden Eigenschaften in bestimmten kosmetischen Produkten enthalten sein.
- **Die Konzentration:** In Kosmetika wird DMSO in der Regel in niedrigeren Konzentrationen verwendet, um bestimmte Hautpflegeprobleme zu lösen.

8. DMSO-Lösungen für die Laborforschung:

- **Form:** DMSO wird in Laboratorien häufig als Lösung bereitgestellt.
- **Anwendung:** Es wird in der Regel als Lösungsmittel zum Lösen und Herstellen verschiedener chemischer Lösungen in der Laborforschung verwendet.
- **Die Konzentration:** Die Konzentration von DMSO in Laborlösungen kann je nach den spezifischen Anforderungen des Experiments oder Prozesses variieren.

9. Freiverkäufliche Produkte (OTC):

- **Form:** Einige DMSO-Produkte, insbesondere solche mit niedrigeren Konzentrationen, können rezeptfrei erhältlich sein.
- **Anwendung:** Freiverkäufliche DMSO-Produkte werden in der Regel zur topischen Anwendung verwendet und können zur Schmerzlinderung oder zur Hautpflege vermarktet werden.
- **Regulatorische Erwägungen:** Die gesetzlichen Anforderungen für OTC-Produkte können je nach Region unterschiedlich sein, und die Einhaltung der geltenden Richtlinien ist von entscheidender Bedeutung.

10. Kundenspezifische Formulierungen:

- **Form:** DMSO kann Teil von maßgeschneiderten Formulierungen sein, die auf bestimmte Anwendungen zugeschnitten sind.

- **Anwendung:** Kundenspezifische Formulierungen können für spezielle Zwecke in der Pharmazie, Forschung oder für industrielle Prozesse entwickelt werden.
- **Inhaltsstoffe:** Je nach Anwendung können zusätzliche Inhaltsstoffe in kundenspezifische Formulierungen eingearbeitet werden, um die gewünschten Eigenschaften zu erzielen.

Bei der Verwendung von DMSO-Produkten ist es wichtig, die empfohlenen Konzentrationen, Anwendungsmethoden und Sicherheitsrichtlinien einzuhalten und den rechtlichen Rahmen je nach Verwendungszweck zu berücksichtigen.

Richtige Lagerung und Handhabung

Die richtige Lagerung und Handhabung von Dimethylsulfoxid (DMSO) ist wichtig, um die Sicherheit zu gewährleisten, die Produktintegrität zu erhalten und Unfälle zu vermeiden. Unabhängig davon, ob Sie mit DMSO in einem Labor oder in der Industrie arbeiten oder es für persönliche Anwendungen verwenden, finden Sie hier Richtlinien für die Lagerung, Sicherheitsvorkehrungen und Tipps zur Handhabung:

Richtlinien für die Lagerung:

1. **Temperaturkontrolle:**
   - Lagern Sie DMSO an einem kühlen, gut belüfteten Ort. Vermeiden Sie extreme Temperaturen und beachten Sie die Empfehlungen des Herstellers für die Lagerbedingungen.
2. **Vermeiden Sie Sonneneinstrahlung:**
   - Halten Sie DMSO von direktem Sonnenlicht fern. Sonnenlicht kann die Verbindung mit der Zeit zersetzen.
3. **Sichere Behältnisse:**
   - Stellen Sie sicher, dass DMSO-Behälter sicher verschlossen sind, um ein Auslaufen zu verhindern. Verwenden Sie Behälter aus Materialien, die mit DMSO kompatibel sind, um die Produktqualität zu erhalten.
4. **Unverträgliche Materialien:**
   - Lagern Sie DMSO entfernt von inkompatiblen Materialien wie starken Säuren, Basen und Oxidationsmitteln. Kompatibilitätstabellen prüfen und Richtlinien befolgen, um Reaktionen zu vermeiden.
5. **Verbot der Lagerung von Lebensmitteln:**
   - Lagern oder verzehren Sie keine Lebensmittel oder Getränke in Bereichen, in denen mit DMSO gearbeitet wird, um eine mögliche Kontamination zu vermeiden.
6. **Kennzeichnung:**
   - Beschriften Sie DMSO-Behälter deutlich mit Produktinformationen, Gefahrenwarnungen und allen erforderlichen Sicherheitshinweisen.

Sicherheitsvorkehrungen:

1. **Persönliche Schutzausrüstung (PSA):**
   - Tragen Sie beim Umgang mit DMSO geeignete PSA, einschließlich Handschuhe, Schutzbrille und Laborkittel oder Schutzkleidung. Befolgen Sie die Empfehlungen des Sicherheitsdatenblatts (SDS).
2. **Belüftung:**
   - Arbeiten Sie in einem gut belüfteten Bereich oder verwenden Sie Abzugshauben, um die Inhalationsexposition zu minimieren. Angemessene Belüftung ist von entscheidender Bedeutung, insbesondere bei der Arbeit mit größeren Mengen.
3. **Vermeiden Sie Hautkontakt:**
   - Vermeiden Sie Hautkontakt mit DMSO. Falls es zu einem Kontakt kommt, waschen Sie die betroffene Stelle gründlich mit Wasser und Seife. Verwenden Sie Barrierecremes oder Handschuhe zum Schutz der Haut.
4. **Augenschutz:**
   - Zum Schutz der Augen Schutzbrille oder Schutzhelm tragen. Bei Augenkontakt sofort mit reichlich Wasser spülen und bei anhaltender Reizung einen Arzt aufsuchen.
5. **Umgang mit Verschüttungen:**
   - Halten Sie Ausrüstungen für den Fall eines Unfalls bereit. Befolgen Sie im Falle eines Verschüttens die festgelegten Protokolle für die Reinigung und Eindämmung. Entsorgen Sie kontaminierte Materialien ordnungsgemäß.
6. **Rauchen und offene Flammen sind verboten:**
   - In Bereichen, in denen DMSO gelagert oder gehandhabt wird, sind Rauchen und offenes Feuer zu verbieten. DMSO ist brennbar, und es sollten Vorsichtsmaßnahmen getroffen werden, um Brandgefahren zu vermeiden.

Tipps zur Handhabung für Einsteiger:

1. **Beginnen Sie mit kleinen Mengen:**
   - Wenn Sie zum ersten Mal mit DMSO arbeiten, beginnen Sie mit kleinen Mengen. So können Sie sich mit seinen Eigenschaften und seiner Handhabung vertraut machen.
2. **Lesen und verstehen Sie das SDB:**
   - Machen Sie sich mit dem vom Hersteller bereitgestellten Sicherheitsdatenblatt (SDS) vertraut. Es enthält wichtige Informationen über Gefahren, sichere Handhabungsverfahren und Notfallmaßnahmen.
3. **Ausbildung und Betreuung:**
   - Lassen Sie sich von erfahrenen Personen oder Fachleuten, die mit der Handhabung von DMSO vertraut sind, schulen und beaufsichtigen. Erlernen Sie die richtigen Techniken und Sicherheitsmaßnahmen, bevor Sie selbständig arbeiten.
4. **Organisation der Aufbewahrung:**

- Bewahren Sie die DMSO-Behälter gut geordnet und getrennt von anderen Chemikalien auf. Dies hilft, Verwechslungen zu vermeiden und das Risiko zu minimieren, dass unverträgliche Materialien miteinander in Kontakt kommen.

5. **Regelmäßige Inspektionen:**
   - Führen Sie regelmäßige Inspektionen der Lagerbereiche und der Ausrüstung durch. Suchen Sie nach undichten Stellen, beschädigten Behältern oder anderen Anzeichen von Verfall, die die Sicherheit beeinträchtigen könnten.

6. **Vorbereitung auf den Notfall:**
   - Kennen Sie die Verfahren für Notfälle, einschließlich des Standorts der Sicherheitsausrüstung, der Notausgänge und der Notfallkontakte. Nehmen Sie an Übungen teil, um im Falle eines Unfalls schnell und effizient reagieren zu können.

7. **Verfahren dokumentieren:**
   - Dokumentieren Sie Verfahren für die Handhabung, Lagerung und Entsorgung. Klare und schriftlich festgehaltene Richtlinien tragen dazu bei, die Konsistenz und Sicherheit bei DMSO-bezogenen Aktivitäten zu gewährleisten.

8. **Kommunikation:**
   - Kommunizieren Sie offen mit Kollegen und Vorgesetzten über den Umgang mit DMSO. Teilen Sie Informationen über laufende Aktivitäten, potenzielle Risiken und Sicherheitsmaßnahmen mit, um ein sicheres Arbeitsumfeld zu gewährleisten.

Denken Sie daran, dass die Eigenschaften von DMSO es zu einem wertvollen Lösungsmittel machen, aber die Sicherheit sollte Vorrang haben. Halten Sie sich immer an die festgelegten Sicherheitsrichtlinien, lassen Sie sich bei Bedarf beraten und bilden Sie sich kontinuierlich über die besten Praktiken für die Lagerung und Handhabung von DMSO weiter.

Die Wahl des richtigen DMSO-Produkts

Bei der Auswahl des richtigen Dimethylsulfoxids (DMSO) müssen verschiedene Faktoren berücksichtigt werden, um sicherzustellen, dass das Produkt Ihren spezifischen Anforderungen entspricht und die Qualitätsstandards erfüllt. Im Folgenden finden Sie wichtige Überlegungen sowie Tipps zum Lesen von Produktetiketten und zur Suche nach seriösen Anbietern in Deutschland:

Zu berücksichtigende Faktoren:

1. **Reinheitsgrad:**
   - **Überlegung:** Bestimmen Sie den erforderlichen Reinheitsgrad auf der Grundlage Ihrer beabsichtigten Anwendung (z. B. Pharmazeutika, Industrie, Labor).

- **Optionen:** DMSO in pharmazeutischer Qualität ist für medizinische und pharmazeutische Anwendungen geeignet, während DMSO in industrieller Qualität für bestimmte industrielle Prozesse kostengünstiger sein kann.

2. **Konzentration:**
   - **Überlegung:** Verschiedene Anwendungen können unterschiedliche Konzentrationen von DMSO erfordern. Vergewissern Sie sich, dass das gewählte Produkt die für Ihren Verwendungszweck geeignete Konzentration aufweist.
   - **Optionen:** DMSO-Produkte sind in verschiedenen Konzentrationen erhältlich, und die Wahl des richtigen Produkts hängt von Faktoren wie den Löslichkeitsanforderungen und den Anwendungsprotokollen ab.

3. **Formulierung (Flüssigkeit, Gel, Creme, etc.):**
   - **Überlegung:** Wählen Sie die geeignete Formulierung auf der Grundlage der von Ihnen bevorzugten Anwendungsmethode. Gele und Cremes eignen sich beispielsweise für die topische Anwendung, während flüssiges DMSO für verschiedene Anwendungen geeignet ist.
   - **Optionen:** Wählen Sie die Formulierung, die den spezifischen Anforderungen Ihrer Anwendung entspricht, sei es für Hauterkrankungen, industrielle Prozesse oder Laborforschung.

4. **Qualitätsstandards:**
   - **Überlegung:** Prüfen Sie, ob das DMSO-Produkt anerkannten Qualitätsstandards entspricht, z. B. den Standards der United States Pharmacopeia (USP) oder der European Pharmacopoeia (Ph. Eur.).
   - **Optionen:** Seriöse Lieferanten geben oft Auskunft über die Qualitätsstandards, die ihre Produkte erfüllen. Achten Sie auf eine Zertifizierung oder Dokumentation, die die Einhaltung von Industriestandards bestätigt.

5. **Einhaltung von Vorschriften:**
   - **Überlegung:** Vergewissern Sie sich, dass das ausgewählte DMSO-Produkt den für Ihre Branche oder Anwendung geltenden örtlichen Vorschriften und Sicherheitsstandards entspricht.
   - **Optionen:** Seriöse Lieferanten stellen Unterlagen, wie z. B. Analysezertifikate (CoA), zur Verfügung, um die Einhaltung der gesetzlichen Vorschriften nachzuweisen.

Produktetiketten lesen:

1. **Prozentsatz der Reinheit:**
   - Achten Sie auf dem Etikett auf den angegebenen Reinheitsgrad. DMSO in pharmazeutischer Qualität zum Beispiel hat in der Regel einen hohen Reinheitsgrad.
2. **Konzentration:**

- Achten Sie auf Angaben zur DMSO-Konzentration im Produkt. Dies ist entscheidend für die Bestimmung der geeigneten Dosierung oder Verdünnung für Ihre spezielle Anwendung.

3. **Formulierung:**
   - Bestimmen Sie die Formulierung des DMSO-Produkts (Flüssigkeit, Gel, Creme), um sicherzustellen, dass sie mit der beabsichtigten Verwendung und Anwendungsmethode übereinstimmt.

4. **Klasse oder Qualitätsbezeichnung:**
   - Überprüfen Sie, ob das Produkt als pharmazeutische Qualität, industrielle Qualität oder eine andere Bezeichnung, die den Verwendungszweck angibt, gekennzeichnet ist.

5. **Informationen zur Sicherheit:**
   - Lesen Sie die auf dem Etikett angegebenen Sicherheitsinformationen und Vorsichtsmaßnahmen. Dazu gehören die empfohlene persönliche Schutzausrüstung (PSA) und Richtlinien für die Handhabung.

6. **Anweisungen zur Lagerung:**
   - Beachten Sie alle auf dem Etikett angegebenen Lagerungshinweise, um die Langlebigkeit und Stabilität des Produkts zu gewährleisten.

Suche nach seriösen Anbietern in Deutschland:

1. **Zertifizierungen und Konformität:**
   - Achten Sie auf Lieferanten, die über einschlägige Zertifizierungen verfügen, z. B. ISO-Zertifizierungen, und die branchenspezifische Normen einhalten. Dies gewährleistet eine Verpflichtung zu Qualität und Sicherheit.

2. **Kundenrezensionen und Reputation:**
   - Recherchieren Sie Kundenrezensionen und Erfahrungsberichte, um den Ruf potenzieller Anbieter zu beurteilen. Positives Feedback von anderen Kunden kann ein Hinweis auf Zuverlässigkeit sein.

3. **Transparenz und Dokumentation:**
   - Wählen Sie Lieferanten, die transparente Informationen bereitstellen, einschließlich Analysezertifikate, Produktspezifikationen und Sicherheitsdatenblätter. Damit zeigen sie ihr Engagement für Transparenz und Qualitätssicherung.

4. **Erfahrung in der Industrie:**
   - Achten Sie auf Lieferanten mit langjähriger Erfahrung in der Bereitstellung von DMSO. Etablierte Lieferanten können oft auf eine gleichbleibende Produktqualität und Kundenzufriedenheit verweisen.

5. **Einhaltung von Vorschriften:**
   - Stellen Sie sicher, dass der Lieferant die deutschen und europäischen Vorschriften für die spezifische Verwendung von DMSO in Ihrer Branche einhält. Die Einhaltung der gesetzlichen Normen ist für die Legalität und Sicherheit des Produkts entscheidend.

6. **Palette der Produkte:**
   - Entscheiden Sie sich für Lieferanten, die eine breite Palette von DMSO-Produkten anbieten, so dass Sie die spezifische Formulierung und Konzentration wählen können, die Ihren Anforderungen entspricht.
7. **Kommunikation und Unterstützung:**
   - Bewerten Sie die Kommunikation und den Kundensupport des Lieferanten. Ein reaktionsschneller und hilfsbereiter Lieferant kann auf Anfragen eingehen, technische Unterstützung leisten und bei der Produktauswahl helfen.

Wenn Sie diese Faktoren sorgfältig abwägen und die Produktetiketten gründlich prüfen, können Sie das richtige DMSO-Produkt von seriösen Anbietern in Deutschland auswählen, das sowohl die Wirksamkeit als auch die Sicherheit für Ihre beabsichtigten Anwendungen gewährleistet.

Verständnis von Dosierung und Anwendung

Das Verständnis der Dosierung und Anwendung von Dimethylsulfoxid (DMSO) ist entscheidend für seine sichere und wirksame Verwendung. Hier finden Sie Richtlinien für die Dosierung, verschiedene Anwendungsmethoden und häufige Fehler, die Sie vermeiden sollten:

Dosierungsrichtlinien:

1. **Konsultation von Angehörigen der Gesundheitsberufe:**
   - Vor der Verwendung von DMSO, insbesondere zu medizinischen oder therapeutischen Zwecken, sollten Sie sich an einen Arzt wenden. Er kann Ihnen eine auf Ihren speziellen Gesundheitszustand und Ihre Bedürfnisse abgestimmte Beratung anbieten.
2. **Beginnen Sie mit niedrigen Dosierungen:**
   - Beginnen Sie mit einer niedrigen Dosierung und erhöhen Sie diese schrittweise nach Bedarf. So können Sie die individuelle Empfindlichkeit und Reaktion auf DMSO einschätzen.
3. **Topische Anwendung Dosierung:**
   - Bei topischer Anwendung, z. B. in Gelen oder Cremes, halten Sie sich an die vom Produkthersteller oder von Ihrem Arzt empfohlene Dosierung. Die Dosierung kann je nach der Konzentration von DMSO im Produkt variieren.
4. **Verdünnung für konzentrierte Lösungen:**
   - Wenn Sie konzentriertes flüssiges DMSO verwenden, sollten Sie es mit einem geeigneten Trägerstoff, wie destilliertem Wasser oder Aloe-Vera-Gel, verdünnen, um die gewünschte Konzentration zu erreichen. Die Verdünnung hilft, das Risiko von Hautreizungen zu verringern.
5. **Medizinische Dosierungen:**

- Wenn Sie DMSO zur Behandlung bestimmter Erkrankungen verwenden, arbeiten Sie eng mit einem Arzt zusammen, um die geeignete Dosierung zu bestimmen. Die Dosierung kann je nach der zu behandelnden Erkrankung variieren.

Anwendungsmethoden:

1. **Topische Anwendung:**
   - **Methode:** Tragen Sie DMSO topisch mit einem sauberen und trockenen Applikator, z. B. einem Wattebausch oder Tupfer, auf die betroffene Stelle auf. Gele und Cremes sind gängige Formulierungen für die topische Anwendung.
   - **Überlegungen:** Stellen Sie sicher, dass die Haut vor der Anwendung sauber ist, und vermeiden Sie die Anwendung von DMSO auf verletzter oder gereizter Haut.
2. **Transdermale Anwendung:**
   - **Methode:** Einige verwenden DMSO als Träger für die transdermale Verabreichung von Medikamenten. Tragen Sie eine Lösung auf, die das gewünschte Medikament zusammen mit DMSO enthält, um die Aufnahme durch die Haut zu erleichtern.
   - **Überlegungen:** Arbeiten Sie mit medizinischem Fachpersonal zusammen, um geeignete Medikamente und Konzentrationen zu bestimmen.
3. **Kryokonservierung:**
   - **Verfahren:** Bei der Kryokonservierung wird DMSO zum Schutz von Zellen und Geweben während des Einfrierens verwendet. Fügen Sie der Lösung vor dem Einfrieren eine geeignete Konzentration von DMSO hinzu.
   - **Überlegungen:** Befolgen Sie die festgelegten Protokolle für die Kryokonservierung und stellen Sie sicher, dass die DMSO-Konzentration für die spezifischen Zellen oder Gewebe geeignet ist.
4. **Industrielle Anwendungen:**
   - **Verfahren:** In industriellen Prozessen wird DMSO häufig als Lösungsmittel verwendet. Befolgen Sie die branchenspezifischen Richtlinien für den Umgang mit DMSO und dessen Einbindung in den Herstellungsprozess.
   - **Überlegungen:** Sorgen Sie für ausreichende Belüftung und die Einhaltung der Sicherheitsvorschriften.

Häufige Fehler, die es zu vermeiden gilt:

1. **Übermäßiger Gebrauch oder hohe Konzentrationen:**
   - **Irrtum:** Verwendung übermäßiger Mengen oder hoher Konzentrationen von DMSO ohne angemessene Anleitung.
   - **Risiko:** Dies kann das Risiko von Hautreizungen und anderen unerwünschten Wirkungen erhöhen. Die empfohlenen Dosierungen und Konzentrationen sind zu beachten.

2. **Anwendung auf verletzter Haut:**
   - **Irrtum:** Auftragen von DMSO auf verletzte oder gereizte Haut.
   - **Risiko:** Die Fähigkeit von DMSO, die Haut zu durchdringen, kann zu einer erhöhten Absorption von Substanzen in den Blutkreislauf führen, die möglicherweise schädliche Auswirkungen haben. Nur auf intakter Haut anwenden.
3. **Mangel an professioneller Anleitung:**
   - **Irrtum:** Die Verwendung von DMSO zu medizinischen oder therapeutischen Zwecken ohne Rücksprache mit einer medizinischen Fachkraft.
   - **Risiko:** Fehlende fachliche Beratung kann zu unsachgemäßer Anwendung und möglichen Gesundheitsrisiken führen. Lassen Sie sich beraten, bevor Sie DMSO für medizinische Anwendungen verwenden.
4. **Nichtverdünnen von konzentrierten Lösungen:**
   - **Irrtum:** Verwendung von konzentriertem DMSO ohne angemessene Verdünnung.
   - **Risiko:** Konzentrierte Lösungen können die Haut stark reizen und die Wahrscheinlichkeit von Reizungen erhöhen. Verdünnen Sie DMSO je nach Bedarf für die vorgesehene Anwendung.
5. **Unvollständiges Verständnis der Vorschriften:**
   - **Irrtum:** Vernachlässigung des Verständnisses und der Einhaltung der einschlägigen Vorschriften und Richtlinien für die spezifische Verwendung von DMSO.
   - **Risiko: Die** Nichteinhaltung von Vorschriften kann zu rechtlichen und sicherheitstechnischen Problemen führen. Seien Sie sich der geltenden Vorschriften bewusst und halten Sie diese ein.
6. **Vernachlässigung von Sicherheitsvorkehrungen:**
   - **Irrtum:** Nichtbeachtung der Sicherheitsvorkehrungen bei der Handhabung und Lagerung von DMSO.
   - **Risiko:** DMSO ist entflammbar und kann bei unsachgemäßer Handhabung ein Sicherheitsrisiko darstellen. Befolgen Sie die geltenden Sicherheitsrichtlinien und verwenden Sie eine geeignete Schutzausrüstung.

Die Kenntnis der richtigen Dosierung, der Anwendungsmethoden und der häufigsten Fehler, die es zu vermeiden gilt, kann die sichere und wirksame Verwendung von DMSO für verschiedene Anwendungen verbessern. Lassen Sie sich bei der Verwendung von DMSO zu medizinischen oder therapeutischen Zwecken stets von einem Fachmann beraten und befolgen Sie die geltenden Sicherheitsprotokolle.

Mögliche Vorteile und Risiken

Dimethylsulfoxid (DMSO) wurde für verschiedene potenzielle Vorteile untersucht, birgt aber auch potenzielle Risiken. Hier finden Sie einen Überblick über die gesundheitlichen Vorteile von

DMSO, mögliche Nebenwirkungen, Vorsichtsmaßnahmen und die Bedeutung der Beratung durch einen Arzt:

Gesundheitliche Vorteile von DMSO:

1. **Entzündungshemmende Eigenschaften:**
   - **Nutzen:** Es wird angenommen, dass DMSO entzündungshemmende Eigenschaften besitzt, was es zu einem potenziellen Kandidaten für die Behandlung von Erkrankungen macht, die mit Entzündungen einhergehen, wie etwa Arthritis.
2. **Analgetische (schmerzlindernde) Wirkungen:**
   - **Nutzen:** DMSO kann eine schmerzlindernde Wirkung haben und so zur Schmerzlinderung bei Gelenkschmerzen, Muskelzerrungen oder Verletzungen beitragen.
3. **Transdermale Absorptionsverbesserung:**
   - **Nutzen: Die** Fähigkeit von DMSO, die transdermale Absorption zu verbessern, wird erforscht, um die Verabreichung von Medikamenten und therapeutischen Substanzen durch die Haut zu erleichtern.
4. **Kryoprotektive Effekte:**
   - **Nutzen:** Bei der Kryokonservierung wird DMSO zum Schutz von Zellen und Geweben während des Einfrierens verwendet und ermöglicht so die Konservierung von biologischem Material.
5. **Lösungsmittel in pharmazeutischen Formulierungen:**
   - **Nutzen:** DMSO wird als Lösungsmittel in pharmazeutischen Formulierungen verwendet und hilft bei der Entwicklung bestimmter Medikamente.

Mögliche Nebenwirkungen und Vorsichtsmaßnahmen:

1. **Hautreizung:**
   - **Risiko:** DMSO kann Hautreizungen verursachen, insbesondere wenn es in konzentrierter oder unverdünnter Form verwendet wird.
   - **Vorsichtsmaßnahmen:** Die Verdünnung mit einem geeigneten Trägerstoff (z. B. Wasser oder Aloe-Vera-Gel) und das Auftragen auf die intakte Haut kann dazu beitragen, die Reizung zu minimieren.
2. **Geruch und Geschmack:**
   - **Risiko:** DMSO hat einen charakteristischen Geruch und Geschmack, der für manche Menschen unangenehm sein kann.
   - **Vorsichtsmaßnahmen:** Erwägen Sie die Verwendung von Produkten mit zugesetzten Duft- oder Aromastoffen, wenn die natürlichen Eigenschaften von DMSO ein Problem darstellen.
3. **Mögliche allergische Reaktionen:**

- **Risiko:** Einige Personen können empfindlich oder allergisch auf DMSO reagieren, was zu Hautreaktionen oder anderen unerwünschten Wirkungen führen kann.
- **Vorsichtsmaßnahmen:** Führen Sie vor der breiten Anwendung einen Patch-Test durch und brechen Sie die Anwendung ab, wenn Anzeichen einer Allergie oder Empfindlichkeit auftreten.

4. **Wechselwirkungen mit anderen Stoffen:**
   - **Risiko:** Die Fähigkeit von DMSO, die Absorption zu verbessern, kann zu einer erhöhten Absorption anderer Substanzen auf der Haut führen.
   - **Vorsichtsmaßnahmen:** Vermeiden Sie die Anwendung von DMSO in Verbindung mit Substanzen, die bei Aufnahme größerer Mengen schädlich sein können.

5. **Systemische Auswirkungen:**
   - **Risiko:** Systemische Wirkungen können auftreten, wenn DMSO in den Blutkreislauf aufgenommen wird und möglicherweise andere Organe beeinträchtigt.
   - **Vorsichtsmaßnahmen:** Verwenden Sie DMSO mit Vorsicht und halten Sie sich an die empfohlenen Dosierungen und Anwendungsmethoden, um das Risiko von systemischen Wirkungen zu minimieren.

Beratung mit einer medizinischen Fachkraft:

1. **Individualisierte Beratung:**
   - **Wichtigkeit:** Medizinische Fachkräfte können Ihnen auf der Grundlage Ihres Gesundheitszustands, Ihrer medizinischen Vorgeschichte und Ihrer spezifischen Bedürfnisse eine individuelle Beratung anbieten.
   - **Rolle:** Sie können beurteilen, ob DMSO für Ihre Situation geeignet ist, die richtige Dosierung empfehlen und auf mögliche Nebenwirkungen achten.

2. **Risiko-Nutzen-Bewertung:**
   - **Wichtigkeit:** Medizinisches Fachpersonal kann Ihnen dabei helfen, die potenziellen Vorteile der Verwendung von DMSO gegen die damit verbundenen Risiken abzuwägen.
   - **Abwägung:** Die Entscheidung, DMSO zu verwenden, sollte in Absprache mit einem Angehörigen der Gesundheitsberufe getroffen werden, der die möglichen Vorteile gegen die bekannten Risiken abwägen kann.

3. **Überwachung und Anpassungen:**
   - **Wichtigkeit:** Bei der Verwendung von DMSO, insbesondere zu medizinischen oder therapeutischen Zwecken, ist eine regelmäßige Überwachung unerlässlich.
   - **Rolle: Das** medizinische Fachpersonal kann Ihr Ansprechen überwachen, die Dosierung bei Bedarf anpassen und alle aufkommenden Bedenken ansprechen.

4. **Vermeiden von Selbstdiagnosen:**
   - **Wichtigkeit:** Vermeiden Sie die Selbstdiagnose und Selbstverschreibung von DMSO für medizinische Zwecke.

- **Rolle: Das** medizinische Fachpersonal kann eine genaue Diagnose stellen, geeignete Behandlungspläne empfehlen und Sie bei der Anwendung von DMSO anleiten, wenn dies als nützlich erachtet wird.

5. **Mitteilung von Bedenken:**
   - **Wichtigkeit:** Wenn Sie unerwünschte Wirkungen feststellen oder Bedenken bezüglich der Anwendung von DMSO haben, wenden Sie sich umgehend an Ihren Arzt.
   - **Rolle:** Sie können Sie anleiten, neu einschätzen und Ihren Behandlungsplan bei Bedarf anpassen.

Zusammenfassend lässt sich sagen, dass DMSO bei bestimmten Anwendungen zwar potenzielle Vorteile bieten kann, dass man sich jedoch der möglichen Risiken bewusst sein und Vorsicht walten lassen sollte. Die Beratung durch einen Arzt ist von entscheidender Bedeutung für eine individuelle Beratung, die richtige Dosierung und die Überwachung, um die sichere und wirksame Verwendung von DMSO im Einzelfall zu gewährleisten.

Kapitel 3
DMSO in der Schmerztherapie

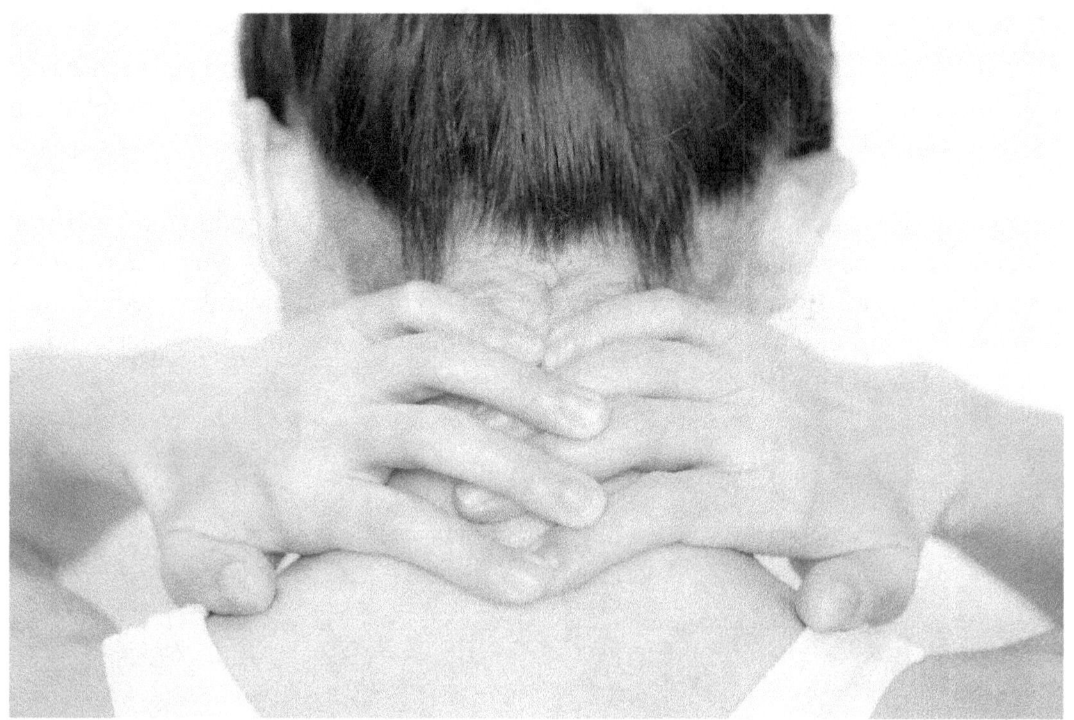

DMSO und Entzündungen

Dimethylsulfoxid (DMSO) wurde wegen seiner potenziell entzündungshemmenden Eigenschaften untersucht und ist daher in verschiedenen medizinischen und wissenschaftlichen Zusammenhängen von Interesse. Hier ist ein Überblick über die Beziehung zwischen DMSO und Entzündungen:

1. Entzündungshemmende Eigenschaften:

- **Forschungsergebnisse:** DMSO wurde auf seine entzündungshemmende Wirkung hin untersucht, und Studien deuten darauf hin, dass es bei bestimmten Erkrankungen zur Verringerung von Entzündungen beitragen kann.
- **Mechanismus:** Es wird angenommen, dass DMSO seine entzündungshemmende Wirkung durch die Modulation verschiedener Entzündungswege, die Hemmung der Produktion von Entzündungsmediatoren und die Verringerung des oxidativen Stresses entfaltet.

2. Arthritis und Gelenkentzündungen:

- **Anwendung:** DMSO wurde als mögliches Mittel zur Behandlung von Gelenkentzündungen wie Arthritis erforscht.
- **Studien:** Einige Studien deuten darauf hin, dass DMSO bei topischer Anwendung oder in Kombination mit anderen Medikamenten eine Linderung der Arthritis-Symptome, einschließlich Schmerzen und Schwellungen, bewirken kann.

3. Topische Anwendung bei entzündlichen Hautkrankheiten:

- **Anwendung:** DMSO wird häufig topisch bei verschiedenen Hautkrankheiten verwendet, und seine entzündungshemmenden Eigenschaften können zu seiner Wirksamkeit beitragen.
- **Studien:** Die Forschung hat die Verwendung von DMSO bei dermatologischen Erkrankungen untersucht, die durch Entzündungen gekennzeichnet sind, wie Sklerodermie und Hautgeschwüre.

4. Transdermale Verabreichung von entzündungshemmenden Medikamenten:

- **Anwendung:** DMSO ist dafür bekannt, dass es die Aufnahme von Substanzen durch die Haut verbessert.
- **Klinische Verwendung:** In bestimmten medizinischen Bereichen wurde DMSO als Vehikel für die transdermale Verabreichung von Arzneimitteln verwendet, wodurch entzündungshemmende Medikamente besser in die Haut eindringen konnten.

5. Zelluläre und molekulare Auswirkungen:

- **Studien:** Einige Studien deuten darauf hin, dass DMSO zelluläre und molekulare Prozesse modulieren kann, die an Entzündungen beteiligt sind, einschließlich der Hemmung bestimmter Enzyme und der Regulierung von Signalwegen.
- **Anti-Oxidative Wirkungen:** Die antioxidativen Eigenschaften von DMSO können auch zu seiner entzündungshemmenden Wirkung beitragen, indem sie den oxidativen Stress reduzieren, der häufig mit Entzündungen einhergeht.

6. Überlegungen und Vorsichtsmaßnahmen:

- **Dosierung und Anwendung:** DMSO ist zwar ein vielversprechender Wirkstoff zur Behandlung von Entzündungen, sollte aber nur mit Bedacht und unter Anleitung von medizinischem Fachpersonal eingesetzt werden. Die richtige Dosierung und Anwendungsweise sind entscheidend, um mögliche Nebenwirkungen zu vermeiden.

7. Herausforderungen und Kontroversen:

- **Stand der Forschung:** Die Forschung zu DMSO und Entzündungen ist noch im Gange, und obwohl es Beweise für seine entzündungshemmende Wirkung gibt, ist das Ausmaß seiner Wirksamkeit und Sicherheit bei verschiedenen Anwendungen noch Gegenstand laufender Untersuchungen.
- **Kontroversen:** Die einzigartigen Eigenschaften von DMSO und seine vielfältigen Anwendungsmöglichkeiten haben sowohl Interesse als auch Kontroversen hervorgerufen. Einige Kontroversen rühren von Bedenken hinsichtlich seiner Sicherheit und der Notwendigkeit umfassenderer klinischer Studien her.

8. Bedeutung der professionellen Beratung:

- **Konsultation von medizinischem Fachpersonal:** Personen, die DMSO wegen seiner potenziell entzündungshemmenden Wirkung anwenden möchten, sollten sich an medizinisches Fachpersonal wenden. Professionelle Beratung ist für die richtige Beurteilung, Diagnose und personalisierte Behandlungspläne unerlässlich.

Obwohl DMSO in verschiedenen Studien entzündungshemmende Eigenschaften gezeigt hat, ist es wichtig, seine Verwendung mit Vorsicht und unter angemessener ärztlicher Aufsicht anzugehen. Das Ausmaß seiner Wirksamkeit und Sicherheit, insbesondere bei bestimmten Entzündungszuständen, kann variieren, und die individuellen Reaktionen können unterschiedlich sein. Wie bei jedem therapeutischen Ansatz ist die Beratung durch medizinisches Fachpersonal von entscheidender Bedeutung, um eine sichere und wirksame Anwendung auf der Grundlage der individuellen gesundheitlichen Umstände zu gewährleisten.

Arthritis und Gelenkschmerzen

Dimethylsulfoxid (DMSO) wurde als mögliches Mittel zur Behandlung von Arthritis und Gelenkschmerzen erforscht. Hier finden Sie einen Überblick über seine Anwendung bei diesen Erkrankungen:

1. Arthritis und Gelenkentzündungen:

- **Überblick:** Arthritis ist durch eine Entzündung der Gelenke gekennzeichnet, die zu Symptomen wie Schmerzen, Schwellungen und Steifheit führt.
- **DMSO als Behandlung:** DMSO wurde wegen seiner potenziell entzündungshemmenden Wirkung untersucht und wird von einigen als topische Behandlung von Arthritis angesehen, da es die Haut durchdringen und die betroffenen Gelenke erreichen kann.

2. Topische Anwendung zur Schmerzlinderung:

- **Anwendung:** DMSO wird häufig topisch in Form von Gelen oder Cremes zur Schmerzlinderung bei Arthritis verwendet.
- **Schmerzbehandlung:** Es wird angenommen, dass DMSO zur Linderung von Gelenkschmerzen beitragen kann, indem es Entzündungen reduziert und die Schmerzsignalwege moduliert.

3. Studien über DMSO und Arthritis:

- **Begrenzte klinische Evidenz:** Zwar gibt es anekdotische Hinweise und einige Studien, die den Einsatz von DMSO bei Arthritis unterstützen, doch ist die klinische Evidenz begrenzt, und es sind weitere Untersuchungen erforderlich.
- **Kombinationstherapien:** In einigen Studien wurde die Kombination von DMSO mit anderen Medikamenten zur Verbesserung der therapeutischen Wirkung untersucht.

4. DMSO als Lösungsmittel für Medikamente:

- **Anwendung:** DMSO wird als Lösungsmittel in pharmazeutischen Formulierungen verwendet und kann zur Verbesserung der transdermalen Absorption bestimmter Medikamente bei der Behandlung von Arthritis eingesetzt werden.
- **Transdermale Verabreichung von Arzneimitteln:** Die Fähigkeit von DMSO, die transdermale Verabreichung von Arzneimitteln zu erleichtern, könnte die lokale Verabreichung von Arthritis-Medikamenten über die Haut ermöglichen.

5. Überlegungen und Vorsichtsmaßnahmen:

- **Dosierung und Anwendung:** Die Verwendung von DMSO bei Arthritis sollte mit Vorsicht angegangen werden, und die Dosierung und Anwendungsmethoden sollten in Übereinstimmung mit den Anweisungen des medizinischen Personals erfolgen.
- **Individuelle Variabilität:** Die individuelle Reaktion auf DMSO kann variieren, und einige Personen reagieren möglicherweise empfindlicher auf die Wirkung von DMSO.

6. Konsultation von Angehörigen der Gesundheitsberufe:

- **Wichtigkeit einer professionellen Beratung:** Personen, die DMSO zur Behandlung von Arthritis oder Gelenkschmerzen in Erwägung ziehen, sollten sich an medizinisches Fachpersonal wenden.
- **Beurteilung und Überwachung:** Fachkräfte des Gesundheitswesens können den Zustand der Person beurteilen, eine Diagnose stellen und die Auswirkungen der Anwendung von DMSO in Verbindung mit anderen Behandlungen überwachen.

7. Schmerzen und Entzündungen bekämpfen:

- **Entzündungshemmende Wirkung:** Die entzündungshemmenden Eigenschaften von DMSO können zu seiner potenziellen Wirksamkeit bei der Behandlung von Gelenkentzündungen im Zusammenhang mit Arthritis beitragen.
- **Schmerzlinderung:** Durch die Verringerung der Entzündung und die mögliche Beeinflussung von Schmerzsignalen kann DMSO eine Linderung von Schmerzen im Zusammenhang mit Arthritis bewirken.

8. Die Bedeutung von personalisierten Behandlungsplänen:

- **Individualisierte Ansätze:** Die Behandlung von Arthritis ist oft individuell, und was bei einer Person hilft, muss nicht unbedingt auch bei einer anderen funktionieren. Personalisierte Behandlungspläne können eine Kombination von Therapien beinhalten, einschließlich Medikamenten, Physiotherapie und Änderungen der Lebensweise.

DMSO hat sich in einigen Studien und anekdotischen Berichten als vielversprechend für die Linderung von Schmerzen und Entzündungen im Zusammenhang mit Arthritis erwiesen, doch ist bei seiner Verwendung Vorsicht geboten. Wissenschaftliche Belege für die Wirksamkeit von DMSO bei der Behandlung von Arthritis sind begrenzt, und mögliche Risiken und Vorteile sollten mit medizinischem Fachpersonal besprochen werden. Das individuelle Ansprechen auf DMSO kann variieren, und eine fachliche Beratung ist von entscheidender Bedeutung, wenn es darum geht, seine Eignung als Teil eines umfassenden Arthritis-Behandlungsplans zu bestimmen.

Muskelschmerzen und Sportverletzungen

Dimethylsulfoxid (DMSO) wurde auf seine mögliche Anwendung bei Muskelschmerzen und Sportverletzungen untersucht. Hier finden Sie einen Überblick über seine Verwendung in diesem Zusammenhang:

1. Muskelschmerzen und Entzündungen:

- **Überblick:** Muskelschmerzen sind häufig die Folge von Entzündungen, Zerrungen oder Verletzungen des Muskelgewebes.
- **Die mögliche Rolle von DMSO:** DMSO hat entzündungshemmende Eigenschaften, was dazu geführt hat, dass es als topische Behandlung von Muskelschmerzen in Betracht gezogen wird, um die Entzündung und die damit verbundenen Beschwerden zu lindern.

2. Topische Anwendung bei Muskelschmerzen:

- **Anwendung:** DMSO wird häufig topisch in Form von Gelen oder Cremes zur Linderung von Muskelschmerzen verwendet.
- **Schmerzbehandlung:** Durch seine Fähigkeit, die Haut zu durchdringen, kann es die betroffenen Muskeln erreichen, wodurch die Entzündung möglicherweise verringert und die Schmerzen gelindert werden können.

3. Sportverletzungen und Genesung:

- **Anwendung:** Sportler und Personen, die Sport treiben, können DMSO zur Behandlung von Verletzungen und zur Unterstützung des Genesungsprozesses verwenden.
- **Entzündungshemmende Wirkung:** Die entzündungshemmende Wirkung von DMSO kann zu seinem potenziellen Nutzen bei der Verringerung von Schwellungen und der Förderung der Heilung beitragen.

4. Studien über DMSO und Sportverletzungen:

- **Begrenzte klinische Evidenz:** Es gibt zwar einige anekdotische Hinweise, die den Einsatz von DMSO bei Sportverletzungen unterstützen, aber die klinische Evidenz ist begrenzt, und es sind weitere Untersuchungen erforderlich.
- **Kombinationstherapien:** Einige Studien haben die Kombination von DMSO mit anderen Therapien bei Sportverletzungen untersucht.

5. Anwendungsmethoden:

- **Topische Anwendung:** DMSO wird in der Regel topisch auf die betroffene Stelle aufgetragen. Gele oder Cremes, die DMSO enthalten, können in die Haut über den verletzten oder schmerzenden Muskeln einmassiert werden.
- **Transdermale Verabreichung:** Seine Fähigkeit, die transdermale Absorption zu verbessern, kann die Verabreichung von therapeutischen Substanzen direkt an den Ort der Verletzung erleichtern.

6. Überlegungen und Vorsichtsmaßnahmen:

- **Dosierung und Anwendung:** Bei der Anwendung von DMSO bei Muskelschmerzen oder Sportverletzungen ist Vorsicht geboten, und die Dosierungs- und Anwendungsmethoden sollten mit den Anweisungen des medizinischen Personals übereinstimmen.
- **Empfindlichkeit der Haut:** Die individuelle Hautempfindlichkeit ist unterschiedlich, und bei einigen Personen kann es zu Hautreizungen kommen. Es ist ratsam, vor einer breiten Anwendung einen Patch-Test durchzuführen.

7. Konsultation von Angehörigen der Gesundheitsberufe:

- **Wichtigkeit einer professionellen Beratung:** Personen, die DMSO zur Behandlung von Muskelschmerzen oder Sportverletzungen in Betracht ziehen, sollten sich an medizinisches Fachpersonal wenden.
- **Beurteilung und Überwachung:** Das medizinische Fachpersonal kann die Art der Verletzung beurteilen, eine Diagnose stellen und die Auswirkungen der DMSO-Verwendung in Verbindung mit anderen empfohlenen Behandlungen überwachen.

8. Bekämpfung von Entzündungen und Schmerzen:

- **Entzündungshemmende Eigenschaften:** Die entzündungshemmende Wirkung von DMSO kann dazu beitragen, Schwellungen und Entzündungen in den Muskeln zu reduzieren, was wiederum zur Schmerzlinderung beiträgt.
- **Schmerzbehandlung:** Durch die Modulation von Schmerzsignalwegen kann DMSO bei der Behandlung von Schmerzen im Zusammenhang mit Muskelverletzungen helfen.

DMSO hat sich in einigen Studien und anekdotischen Berichten als vielversprechend für die Linderung von Muskelschmerzen und die Unterstützung der Genesung bei Sportverletzungen erwiesen, doch sollte seine Verwendung mit Vorsicht genossen werden. Die wissenschaftlichen Belege für seine Wirksamkeit in diesem Zusammenhang sind begrenzt, und potenzielle Risiken und Vorteile sollten mit medizinischem Fachpersonal besprochen werden. Die individuelle Reaktion auf DMSO kann unterschiedlich ausfallen, und eine fachliche Beratung ist von entscheidender Bedeutung, wenn es darum geht, seine Eignung als Teil eines umfassenden Ansatzes zur Behandlung von Muskelschmerzen und Sportverletzungen zu bestimmen.

Kopfschmerzen und Migräne

Dimethylsulfoxid (DMSO) wurde als potenzielles Mittel zur Behandlung von Kopfschmerzen und Migräne vorgeschlagen, aber seine Verwendung in diesem Zusammenhang ist noch nicht ausreichend erprobt. Im Folgenden finden Sie einen Überblick über seine Anwendung und Überlegungen:

1. Kopfschmerzen und Migräne:

- **Überblick:** Kopfschmerzen und Migräne sind Beschwerden, die durch Schmerzen oder Unwohlsein im Kopf gekennzeichnet sind. Migräne wird oft von zusätzlichen Symptomen wie Übelkeit und Licht- und Geräuschempfindlichkeit begleitet.
- **Die mögliche Rolle von DMSO:** DMSO hat entzündungshemmende Eigenschaften, und es wird vermutet, dass es gefäßerweiternde Wirkungen hat, die für die Linderung von Kopfschmerzen und Migräne von Bedeutung sein könnten.

2. Topische Anwendung zur Linderung von Kopfschmerzen:

- **Anwendung:** Einige Personen haben die örtliche Anwendung von DMSO auf der Stirn oder an den Schläfen als Mittel zur Linderung von Kopfschmerzen erforscht.
- **Transdermale Absorption:** Die Fähigkeit von DMSO, die Haut zu durchdringen, kann die Aufnahme der Substanz in den Blutkreislauf erleichtern.

3. Begrenzte klinische Evidenz:

- **Stand der Forschung:** Die klinischen Nachweise für die Verwendung von DMSO bei Kopfschmerzen und Migräne sind begrenzt.
- **Anekdotische Berichte:** Viele der verfügbaren Informationen über die Verwendung von DMSO bei Kopfschmerzen beruhen auf anekdotischen Berichten und individuellen Erfahrungen.

4. Überlegungen und Vorsichtsmaßnahmen:

- **Dosierung und Anwendung:** Bei der Verwendung von DMSO zur Linderung von Kopfschmerzen ist Vorsicht geboten, und die Dosierung und die Anwendungsmethoden sollten sich an den Anweisungen des medizinischen Personals orientieren.
- **Empfindlichkeit der Haut:** Die individuelle Hautempfindlichkeit ist unterschiedlich, und bei einigen Personen kann es zu Hautreizungen kommen. Es wird empfohlen, vor einer breiten Anwendung einen Patch-Test durchzuführen.

5. Konsultation von Angehörigen der Gesundheitsberufe:

- **Wichtigkeit einer professionellen Beratung:** Personen, die DMSO zur Behandlung von Kopfschmerzen oder Migräne in Erwägung ziehen, sollten sich an medizinisches Fachpersonal wenden.
- **Beurteilung von Kopfschmerzen:** Medizinische Fachkräfte können die Art und die möglichen Ursachen von Kopfschmerzen beurteilen, eine Diagnose stellen und geeignete Behandlungen empfehlen.

6. Bekämpfung von Entzündungen und Gefäßerweiterungen:

- **Entzündungshemmende Eigenschaften:** Die entzündungshemmende Wirkung von DMSO kann dazu beitragen, die mit bestimmten Arten von Kopfschmerzen verbundenen Entzündungen zu verringern.
- **Vasodilatatorische Effekte:** Einige glauben, dass die gefäßerweiternden Wirkungen von DMSO möglicherweise dazu beitragen könnten, Kopfschmerzen zu lindern, indem sie den Blutfluss erhöhen.

7. Alternative Therapien:

- **Komplementäre Ansätze:** Menschen, die Kopfschmerzen lindern möchten, können auch verschiedene komplementäre Ansätze ausprobieren, darunter Änderungen der Lebensweise, Stressbewältigung und Ernährungsumstellung.
- **Professionelle Beratung:** Fachleute aus dem Gesundheitswesen können einen ganzheitlichen Ansatz zur Bewältigung von Kopfschmerzen empfehlen, einschließlich möglicher Anpassungen der Lebensweise.

Es gibt zwar anekdotische Hinweise und Einzelberichte, die darauf hindeuten, dass DMSO zur Linderung von Kopfschmerzen eingesetzt werden kann, doch ist seine Wirksamkeit in diesem Zusammenhang nicht durch strenge wissenschaftliche Studien belegt. Die Anwendung von DMSO bei Kopfschmerzen ist mit Vorsicht zu genießen, und die Betroffenen sollten sich an medizinisches Fachpersonal wenden, um eine genaue Diagnose und geeignete Behandlungsmöglichkeiten zu erhalten. Die Behandlung von Kopfschmerzen erfordert oft einen umfassenden Ansatz, und medizinisches Fachpersonal kann bei evidenzbasierten Strategien zur Kopfschmerzbehandlung behilflich sein.

Sicherheitsvorkehrungen bei der Schmerzbehandlung

Bei der Anwendung von Schmerzmitteln, einschließlich Substanzen wie Dimethylsulfoxid (DMSO), muss die Sicherheit an erster Stelle stehen, um potenzielle Risiken zu minimieren und das Wohlbefinden des Einzelnen zu gewährleisten. Im Folgenden finden Sie Sicherheitsvorkehrungen, die bei der Schmerzbehandlung zu beachten sind, wobei der Schwerpunkt auf DMSO liegt:

1. Professionelle Beratung:

- **Wichtigkeit:** Lassen Sie sich von medizinischem Fachpersonal beraten, bevor Sie DMSO oder ein anderes Verfahren zur Schmerzbehandlung anwenden.
- **Die Rolle der Fachleute:** Fachkräfte des Gesundheitswesens können eine genaue Diagnose stellen, geeignete Behandlungen empfehlen und die sichere Anwendung von Schmerzbehandlungsstrategien gewährleisten.

2. Haut-Empfindlichkeitstest:

- **Vorsichtsmaßnahmen:** Führen Sie vor der großflächigen Anwendung von DMSO einen Pflastertest durch, um zu prüfen, ob die Haut empfindlich ist oder allergisch reagiert.
- **Verfahren:** Tragen Sie eine kleine Menge verdünntes DMSO auf eine kleine Hautpartie auf und achten Sie auf eventuelle unerwünschte Reaktionen, bevor Sie es in größerem Umfang anwenden.

3. Richtige Verdünnung:

- **Vorsichtsmaßnahmen:** Wenn Sie konzentriertes DMSO verwenden, verdünnen Sie es mit einem geeigneten Trägerstoff (z. B. destilliertes Wasser, Aloe-Vera-Gel), um das Risiko von Hautreizungen zu verringern.
- **Berücksichtigung der Dosierung:** Halten Sie sich an die empfohlenen Dosierungen, um mögliche unerwünschte Wirkungen zu vermeiden.

4. Anwendung auf intakter Haut:

- **Vorsichtsmaßnahmen:** DMSO nur auf intakte und unversehrte Haut auftragen.
- **Risikominderung:** Das Auftragen von DMSO auf beschädigte oder verletzte Haut kann das Risiko der Absorption und möglicher unerwünschter Wirkungen erhöhen.

5. Vermeiden hoher Konzentrationen:

- **Vorsichtsmaßnahmen:** Vermeiden Sie die Verwendung übermäßig hoher Konzentrationen von DMSO ohne fachliche Anleitung.
- **Risikominderung:** Hohe Konzentrationen können das Risiko von Hautreizungen und anderen unerwünschten Reaktionen erhöhen.

6. Schutz der Atemwege:

- **Vorsichtsmaßnahmen:** Beim Umgang mit DMSO in flüssiger Form ist ein geeigneter Atemschutz zu verwenden.
- **Risikominderung:** DMSO kann Dämpfe erzeugen, die die Atemwege reizen können. Angemessene Belüftung und Atemschutz können das Risiko einer Inhalationsexposition verringern.

7. Befolgung der Sicherheitsrichtlinien:

- **Vorsichtsmaßnahmen:** Halten Sie sich an die Sicherheitsrichtlinien und Empfehlungen der Produkthersteller und Aufsichtsbehörden.
- **Risikominderung:** Die Hersteller stellen häufig Informationen zur sicheren Handhabung, Lagerung und Entsorgung von DMSO-Produkten zur Verfügung.

8. Vermeiden Sie den Kontakt mit den Augen:

- **Vorsichtsmaßnahmen:** Vermeiden Sie direkten Kontakt mit DMSO in den Augen.
- **Risikominderung:** Bei versehentlichem Kontakt die Augen mit reichlich Wasser ausspülen und bei anhaltender Reizung einen Arzt aufsuchen.

9. Individuelle Gesundheitserwägungen:

- **Vorsichtsmaßnahmen:** Individuelle gesundheitliche Bedingungen und Kontraindikationen berücksichtigen.
- **Risikominderung:** Bestimmte Gesundheitszustände oder Medikamente können Wechselwirkungen mit DMSO hervorrufen. Personen mit bereits bestehenden Gesundheitsproblemen sollten vor der Einnahme medizinisches Fachpersonal konsultieren.

10. Überwachung auf unerwünschte Wirkungen:

- **Vorsichtsmaßnahmen:** Überwachen Sie auf unerwünschte Wirkungen, einschließlich Hautreizungen, Rötungen oder allergische Reaktionen.
- **Risikominderung:** Bei Auftreten von unerwünschten Wirkungen ist die Einnahme sofort abzubrechen und ein Arzt aufzusuchen.

11. Lagerung und Handhabung:

- **Vorsichtsmaßnahmen:** Beachten Sie die Richtlinien für die ordnungsgemäße Lagerung von DMSO-Produkten.
- **Risikominderung:** DMSO ist brennbar; lagern Sie es fern von Wärmequellen und beachten Sie die Sicherheitsvorkehrungen, um Unfälle zu vermeiden.

12. Einhaltung rechtlicher und behördlicher Vorschriften:

- **Vorsichtsmaßnahmen:** Achten Sie auf die Einhaltung der örtlichen Vorschriften und Richtlinien für die Verwendung von DMSO.
- **Risikominderung:** Die Einhaltung gesetzlicher und behördlicher Vorschriften ist für die Legalität der Produkte und die Sicherheit der Nutzer von entscheidender Bedeutung.

13. Kommunikation mit Angehörigen der Gesundheitsberufe:

- **Vorsichtsmaßnahmen:** Teilen Sie alle Bedenken oder unerwünschten Wirkungen dem medizinischen Fachpersonal mit.
- **Risikominderung:** Regelmäßige Kommunikation ermöglicht die Anpassung der Behandlungspläne und die Überwachung der individuellen Reaktionen.

Bei der Schmerzbehandlung, sei es mit DMSO oder anderen Mitteln, sollte stets auf Sicherheit geachtet werden. Die Beratung durch medizinisches Fachpersonal und die Befolgung der empfohlenen Leitlinien sind wesentliche Schritte, um die sichere und wirksame Anwendung von Schmerzbehandlungsstrategien zu gewährleisten.

Kapitel 4
DMSO in der Hautpflege

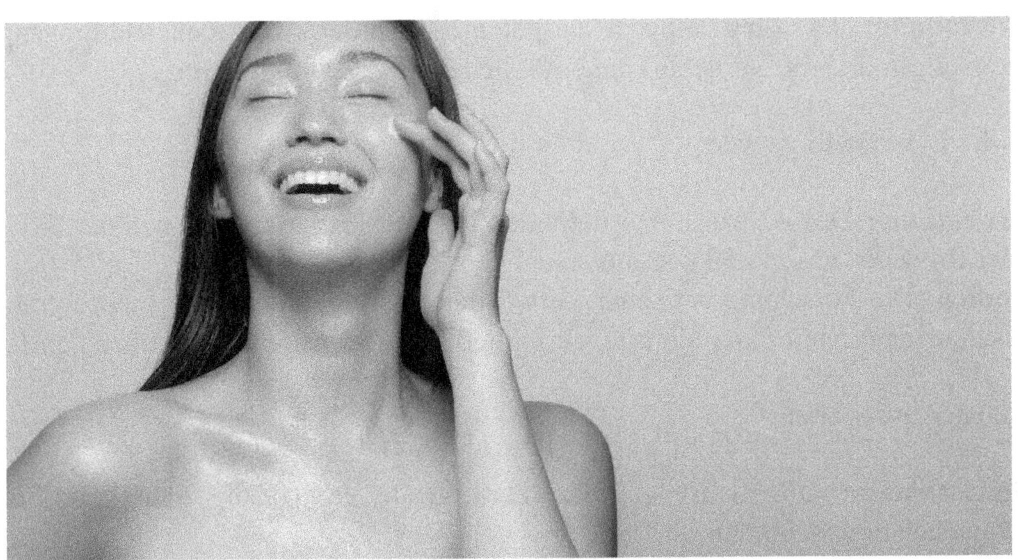

DMSO und die Gesundheit der Haut

Dimethylsulfoxid (DMSO) wurde auf seine möglichen Auswirkungen auf die Hautgesundheit untersucht und ist für seine Fähigkeit bekannt, die Hautbarriere zu durchdringen. Hier ist ein Überblick über die Beziehung zwischen DMSO und der Hautgesundheit:

1. Transdermale Penetration:

- **Eigenschaften:** DMSO ist ein starkes Lösungsmittel und hat die Fähigkeit, schnell in die Haut einzudringen.
- **Mechanismus:** Diese Eigenschaft ermöglicht es DMSO, andere Stoffe durch die Haut zu transportieren, was zu seiner Verwendung als Trägerstoff in bestimmten topischen Formulierungen führt.

2. Entzündungshemmende Eigenschaften:

- **Nutzen:** DMSO wird eine entzündungshemmende Wirkung zugeschrieben.
- **Anwendung:** Es wurde für Zustände erforscht, bei denen Entzündungen eine Rolle für die Gesundheit der Haut spielen, wie z. B. bei bestimmten dermatologischen Erkrankungen.

3. Wundheilung und Narbenreduktion:

- **Potenzieller Nutzen:** DMSO wurde auf seine mögliche Rolle bei der Wundheilung und Narbenreduzierung untersucht.
- **Anwendung:** Es kann topisch aufgetragen werden, um den Heilungsprozess zu unterstützen und die Narbenbildung möglicherweise zu minimieren.

4. Dermatologische Bedingungen:

- **Anwendung:** DMSO wurde bei dermatologischen Erkrankungen wie der Sklerodermie, einer Bindegewebserkrankung, untersucht.
- **Studien:** Die Forschung hat seine Verwendung bei der Behandlung von Symptomen im Zusammenhang mit Sklerodermie, einschließlich Hautspannungen, untersucht.

5. Feuchthalteeigenschaften:

- **Eigenschaften:** DMSO ist hygroskopisch, d. h. es hat die Fähigkeit, Feuchtigkeit anzuziehen und zu binden.
- **Anwendung:** Diese Eigenschaft kann zur feuchtigkeitsspendenden Wirkung von DMSO-haltigen Produkten beitragen.

6. Sicherheitserwägungen:

- **Vorsichtsmaßnahmen:** Obwohl DMSO potenzielle Vorteile für die Haut haben kann, ist Vorsicht geboten.
- **Verdünnung:** Die richtige Verdünnung ist entscheidend, um Hautreizungen zu vermeiden, und ein Patch-Test wird empfohlen.

7. Sonnenempfindlichkeit:

- **Vorsichtsmaßnahmen:** DMSO wurde mit einer erhöhten Empfindlichkeit gegenüber Sonnenlicht in Verbindung gebracht.
- **Empfehlung:** Die Benutzer sollten Vorsichtsmaßnahmen wie die Verwendung von Sonnenschutzmitteln und Schutzkleidung treffen, um das Risiko eines Sonnenbrands zu verringern.

8. Akne und Hautkrankheiten:

- **Erwägung:** Die potenziellen Auswirkungen von DMSO auf Akne und andere Hautkrankheiten sind nicht gut belegt.

- **Professionelle Beratung:** Personen mit besonderen Hautproblemen sollten sich für eine individuelle Beratung an medizinisches Fachpersonal wenden.

9. Kosmetische und pharmazeutische Formulierungen:

- **Anwendung:** DMSO wird in einigen kosmetischen und pharmazeutischen Formulierungen verwendet.
- **Formulierungen:** Es kann in Produkten wie Gelen, Cremes und topischen Lösungen enthalten sein, die für verschiedene hautbezogene Anwendungen entwickelt wurden.

10. Individuelle Variabilität:

- **Überlegung:** Individuelle Reaktionen auf DMSO können variieren.
- **Überwachung:** Die Anwender sollten die Reaktion ihrer Haut überwachen und die Anwendung unterbrechen, wenn unerwünschte Reaktionen auftreten.

11. Einhaltung rechtlicher und behördlicher Vorschriften:

- **Wichtigkeit:** Bei der Verwendung von DMSO in Hautpflegeprodukten ist die Einhaltung der örtlichen Vorschriften und Richtlinien von entscheidender Bedeutung.
- **Risikominderung:** Die Einhaltung der Vorschriften gewährleistet die Rechtmäßigkeit und Sicherheit der Produkte auf dem Markt.

12. Professionelle Beratung:

- **Empfehlung:** Personen, die DMSO für Zwecke der Hautgesundheit in Erwägung ziehen, sollten sich an medizinisches Fachpersonal wenden.
- **Bewertung:** Fachleute können den individuellen Hautzustand beurteilen, über geeignete Formulierungen beraten und auf etwaige unerwünschte Wirkungen achten.

DMSO ist zwar wegen seiner potenziellen Vorteile für die Hautgesundheit erforscht worden, seine Verwendung sollte jedoch mit Vorsicht genossen werden. Professionelle Anleitung, korrekte Verdünnung und die Einhaltung der Sicherheitsvorkehrungen sind entscheidend. Die Forschung zu den spezifischen Wirkungen von DMSO auf verschiedene Hautzustände ist noch nicht abgeschlossen, und der Einzelne sollte sich über die neuesten Entwicklungen und Empfehlungen zur Verwendung von DMSO in der Hautpflege informieren.

Kontrolle von Akne und Hautunreinheiten

Dimethylsulfoxid (DMSO) wird von einigen Personen wegen seiner möglichen Vorteile bei der Bekämpfung von Akne und Hautunreinheiten in Betracht gezogen. Es ist jedoch wichtig zu beachten, dass die wissenschaftlichen Beweise für seine Wirksamkeit für diese Zwecke begrenzt sind, und Vorsicht ist geboten. Hier ist ein Überblick über die Faktoren im Zusammenhang mit DMSO und Akne:

1. Entzündungshemmende Eigenschaften:

- **Möglicher Nutzen:** DMSO wird eine entzündungshemmende Wirkung zugeschrieben.
- **Anwendung:** Diese Eigenschaft könnte bei der Behandlung von Entzündungen im Zusammenhang mit Akne von Nutzen sein.

2. Transdermale Penetration:

- **Charakteristisch:** Die Fähigkeit von DMSO, die Haut zu durchdringen, kann die Aufnahme anderer Stoffe erleichtern.
- **Anwendung:** Es wurde als Träger für die Verabreichung von Medikamenten oder anderen Wirkstoffen untersucht, die eine Anti-Akne-Wirkung haben könnten.

3. Begrenzte wissenschaftliche Beweise:

- **Stand der Forschung:** Die wissenschaftlichen Beweise für die Verwendung von DMSO zur Aknebehandlung sind begrenzt.
- **Vorsicht ist geboten:** Das Fehlen solider klinischer Studien bedeutet, dass seine Wirksamkeit und Sicherheit bei der Behandlung von Akne nicht gut belegt sind.

4. Verdünnung und Hautempfindlichkeit:

- **Vorsichtsmaßnahmen:** DMSO sollte richtig verdünnt werden, um Hautreizungen zu vermeiden.
- **Pflastertest:** Vor einer breiten Anwendung wird ein Patch-Test empfohlen, um die individuelle Hautempfindlichkeit zu ermitteln.

5. Sonnenempfindlichkeit:

- **Besorgniserregend:** DMSO wird mit einer erhöhten Empfindlichkeit gegenüber Sonnenlicht in Verbindung gebracht.
- **Vorsichtsmaßnahmen:** Die Benutzer sollten Vorsichtsmaßnahmen ergreifen, wie z. B. die Verwendung von Sonnenschutzmitteln, um das Risiko eines Sonnenbrands zu minimieren.

6. Individuelle Antworten:

- **Variabilität:** Individuelle Reaktionen auf DMSO können variieren.
- **Überwachung:** Die Anwender sollten die Reaktion ihrer Haut überwachen und die Anwendung unterbrechen, wenn unerwünschte Reaktionen auftreten.

7. Professionelle Beratung:

- **Wichtigkeit:** Personen mit Akneproblemen sollten sich an medizinisches Fachpersonal wenden.
- **Bewertung:** Fachleute können die Art der Akne beurteilen, geeignete Behandlungen empfehlen und die Anwender über die potenziellen Risiken und Vorteile von DMSO aufklären.

8. Alternative Akne-Behandlungen:

- **Überlegung:** Es gibt verschiedene bewährte und konventionelle Behandlungsmethoden für Akne.
- **Professioneller Rat:** Fachleute im Gesundheitswesen können Ratschläge zu topischen Behandlungen, oralen Medikamenten, Änderungen der Lebensweise und anderen Ansätzen mit nachgewiesener Wirksamkeit geben.

9. Einhaltung rechtlicher und behördlicher Vorschriften:

- **Wichtigkeit:** Bei der Verwendung von DMSO in Hautpflegeprodukten ist die Einhaltung der örtlichen Vorschriften von entscheidender Bedeutung.
- **Risikominderung:** Die Einhaltung der Vorschriften gewährleistet die Rechtmäßigkeit und Sicherheit der Produkte auf dem Markt.

10. Personalisierte Ansätze:

- **Empfehlung:** Die Behandlung von Akne erfordert oft einen individuellen Ansatz.
- **Professionelle Konsultation:** Medizinische Fachkräfte können Behandlungspläne auf der Grundlage des individuellen Hauttyps, des Schweregrads der Akne und möglicher Empfindlichkeiten erstellen.

Die entzündungshemmenden Eigenschaften von DMSO und seine Fähigkeit zur transdermalen Penetration haben dazu geführt, dass es zur Bekämpfung von Akne in Erwägung gezogen wird, doch gibt es für seine Verwendung in diesem Zusammenhang keine soliden wissenschaftlichen Beweise. Es ist Vorsicht geboten, und Personen, die eine Aknebehandlung anstreben, sollten sich von medizinischem Fachpersonal individuell beraten lassen. Etablierte Aknebehandlungen mit nachgewiesener Wirksamkeit sollten in Betracht gezogen werden, bevor alternative Optionen wie DMSO in Betracht gezogen werden.

Anti-Aging-Eigenschaften

Dimethylsulfoxid (DMSO) wurde von einigen Personen wegen seiner potenziellen Anti-Aging-Eigenschaften vorgeschlagen, aber es ist wichtig zu wissen, dass die wissenschaftlichen Beweise für seine Wirksamkeit in diesem Zusammenhang begrenzt sind. Im Folgenden finden Sie einen Überblick über die Faktoren, die mit DMSO und seinen potenziellen Auswirkungen auf das Anti-Aging zusammenhängen:

1. Antioxidative Wirkungen:

- **Potenzieller Nutzen:** DMSO wird eine antioxidative Wirkung zugeschrieben.
- **Anwendung:** Antioxidantien spielen eine Rolle beim Schutz der Haut vor oxidativem Stress, der mit der Hautalterung einhergeht.

2. Kollagenproduktion:

- **Theoretische Wirkung:** Einige Befürworter vermuten, dass DMSO die Kollagenproduktion unterstützen kann.
- **Rolle bei der Alterung:** Kollagen ist wichtig für die Elastizität der Haut, und sein Verlust wird mit dem Altern und der Bildung von Falten in Verbindung gebracht.

3. Transdermale Absorption:

- **Charakteristisch:** Die Fähigkeit von DMSO, in die Haut einzudringen, kann die Aufnahme anderer Stoffe ermöglichen.
- **Anwendung:** Es wurde als Träger für die Abgabe von Substanzen betrachtet, die eine Anti-Aging-Wirkung haben könnten.

4. Begrenzte wissenschaftliche Beweise:

- **Stand der Forschung:** Es gibt nur begrenzte wissenschaftliche Erkenntnisse über die spezifischen Anti-Aging-Effekte von DMSO.
- **Vorsicht!** Das Fehlen fundierter klinischer Studien bedeutet, dass seine Wirksamkeit und Sicherheit für Anti-Aging-Zwecke nicht gut dokumentiert sind.

5. Hautfeuchtigkeit:

- **Hygroskopische Eigenschaft:** DMSO ist hygroskopisch, das heißt, es zieht Feuchtigkeit an und speichert sie.
- **Anwendung:** Diese Eigenschaft kann zur Hydratation der Haut beitragen, was für die Erhaltung eines jugendlichen Aussehens von Vorteil ist.

6. Verdünnung und Empfindlichkeit der Haut:

- **Vorsichtsmaßnahmen:** DMSO sollte richtig verdünnt werden, um Hautreizungen zu vermeiden.
- **Pflastertest:** Vor einer breiten Anwendung wird ein Patch-Test empfohlen, um die individuelle Hautempfindlichkeit zu ermitteln.

7. Sonnenempfindlichkeit:

- **Besorgniserregend:** DMSO wird mit einer erhöhten Empfindlichkeit gegenüber Sonnenlicht in Verbindung gebracht.
- **Vorsichtsmaßnahmen:** Die Benutzer sollten Vorsichtsmaßnahmen ergreifen, wie z. B. die Verwendung von Sonnenschutzmitteln, um das Risiko eines Sonnenbrands zu minimieren, insbesondere wenn man die Anti-Aging-Wirkung berücksichtigt.

8. Individuelle Antworten:

- **Variabilität:** Individuelle Reaktionen auf DMSO können variieren.
- **Überwachung:** Die Anwender sollten die Reaktion ihrer Haut überwachen und die Anwendung unterbrechen, wenn unerwünschte Reaktionen auftreten.

9. Professionelle Beratung:

- **Wichtigkeit:** Personen, die nach Anti-Aging-Lösungen suchen, sollten sich an medizinisches Fachpersonal wenden.
- **Bewertung:** Fachleute können die Gesundheit der Haut beurteilen, bewährte Anti-Aging-Praktiken empfehlen und Hinweise zu möglichen Risiken und Vorteilen der Anwendung von DMSO geben.

10. Alternative Anti-Aging-Strategien:

- **Erwägung:** Es gibt zahlreiche bewährte und konventionelle Strategien zur Bekämpfung des Alterns.

- **Professionelle Beratung:** Fachleute aus dem Gesundheitswesen können Ratschläge zur Hautpflege, zum Sonnenschutz, zur Änderung des Lebensstils und zu anderen Maßnahmen mit nachgewiesener Wirksamkeit geben.

11. Einhaltung rechtlicher und behördlicher Vorschriften:

- **Wichtigkeit:** Bei der Verwendung von DMSO in Hautpflegeprodukten ist die Einhaltung der örtlichen Vorschriften von entscheidender Bedeutung.
- **Risikominderung:** Die Einhaltung der Vorschriften gewährleistet die Rechtmäßigkeit und Sicherheit der Produkte auf dem Markt.

Obwohl einige Eigenschaften von DMSO auf einen möglichen Nutzen bei der Behandlung von Aspekten des Alterns hindeuten, sind seine spezifischen Anti-Aging-Effekte nicht durch eindeutige wissenschaftliche Beweise belegt. Es ist Vorsicht geboten, und Personen, die nach Anti-Aging-Lösungen suchen, sollten sich von medizinischem Fachpersonal individuell beraten lassen. Bewährte Anti-Aging-Maßnahmen wie Sonnenschutz, Flüssigkeitszufuhr und ein gesunder Lebensstil sollten in Betracht gezogen werden, bevor alternative Optionen wie DMSO erprobt werden.

Umgang mit Hautkrankheiten

Dimethylsulfoxid (DMSO) wurde aufgrund seiner entzündungshemmenden und transdermalen Penetrationseigenschaften bei der Behandlung verschiedener Hautkrankheiten erforscht. Bei der Verwendung von Dimethylsulfoxid ist jedoch Vorsicht geboten, und eine Beratung durch medizinisches Fachpersonal ist unerlässlich. Im Folgenden finden Sie einen Überblick über die Faktoren, die bei der Behandlung von Hautkrankheiten mit DMSO eine Rolle spielen:

1. Entzündungshemmende Eigenschaften:

- **Nutzen:** DMSO wird eine entzündungshemmende Wirkung zugeschrieben.
- **Anwendung:** Diese Eigenschaft macht es potenziell nützlich bei der Behandlung von Hautkrankheiten, die durch Entzündungen gekennzeichnet sind, wie Dermatitis oder Ekzeme.

2. Transdermale Penetration:

- **Charakteristisch:** Die Fähigkeit von DMSO, die Haut zu durchdringen, ermöglicht es ihm, andere Stoffe durch die Hautbarriere zu transportieren.
- **Anwendung:** Es wurde als Träger für die Verabreichung von Medikamenten oder Wirkstoffen in Betracht gezogen, die bei bestimmten Hautproblemen helfen können.

3. Hautfeuchtigkeit:

- **Hygroskopische Eigenschaft:** DMSO zieht Feuchtigkeit an und speichert sie.
- **Anwendung:** Diese Eigenschaft kann zur Hydratation der Haut beitragen, was bei der Behandlung von trockener oder dehydrierter Haut von Vorteil ist.

4. Wundheilung:

- **Potenzieller Nutzen:** DMSO wurde auf seine mögliche Rolle bei der Wundheilung untersucht.
- **Anwendung:** Es kann topisch angewendet werden, um den Heilungsprozess bei kleineren Wunden oder Hautverletzungen zu unterstützen.

5. Verdünnung und Hautempfindlichkeit:

- **Vorsichtsmaßnahmen:** DMSO ordnungsgemäß verdünnen, um Hautreizungen zu vermeiden.
- **Pflastertest:** Führen Sie vor der allgemeinen Anwendung einen Patch-Test durch, um die individuelle Hautempfindlichkeit zu ermitteln.

6. Sonnenempfindlichkeit:

- **Besorgniserregend:** DMSO wird mit einer erhöhten Empfindlichkeit gegenüber Sonnenlicht in Verbindung gebracht.
- **Vorsichtsmaßnahmen:** Die Anwender sollten Vorsichtsmaßnahmen ergreifen, wie z. B. die Verwendung von Sonnenschutzmitteln, um das Risiko eines Sonnenbrands zu minimieren, insbesondere wenn sie Hautkrankheiten behandeln.

7. Individuelle Antworten:

- **Variabilität:** Individuelle Reaktionen auf DMSO können variieren.
- **Überwachung:** Die Anwender sollten die Reaktion ihrer Haut überwachen und die Anwendung unterbrechen, wenn unerwünschte Reaktionen auftreten.

8. Professionelle Beratung:

- **Wichtigkeit:** Konsultieren Sie medizinisches Fachpersonal für die Behandlung bestimmter Hautkrankheiten.
- **Bewertung:** Fachleute können die Art des Hautzustandes beurteilen, geeignete Behandlungen empfehlen und Hinweise zu möglichen Risiken und Vorteilen der Verwendung von DMSO geben.

9. Alternative Behandlungen:

- **Überlegung:** DMSO ist nicht die einzige Option zur Behandlung von Hautkrankheiten.
- **Professioneller Rat:** Fachleute aus dem Gesundheitswesen können Ratschläge zu etablierten Behandlungen geben, einschließlich topischer Steroide, Emollientien und anderer dermatologischer Therapien.

10. Einhaltung rechtlicher und behördlicher Vorschriften:

- **Wichtigkeit:** Bei der Verwendung von DMSO in Hautpflegeprodukten ist die Einhaltung der örtlichen Vorschriften von entscheidender Bedeutung.
- **Risikominderung:** Die Einhaltung der Vorschriften gewährleistet die Rechtmäßigkeit und Sicherheit der Produkte auf dem Markt.

11. Dermatologische Erkrankungen:

- **Anwendung:** DMSO ist bei dermatologischen Erkrankungen wie Sklerodermie erforscht worden.
- **Studien:** Die Forschung hat seine Verwendung bei der Behandlung von Symptomen im Zusammenhang mit bestimmten Hauterkrankungen untersucht.

DMSO hat zwar Eigenschaften, die es bei der Behandlung bestimmter Hautkrankheiten potenziell vorteilhaft machen können, doch sollte seine Anwendung von medizinischem Fachpersonal begleitet werden. Etablierte Behandlungen mit nachgewiesener Wirksamkeit sollten zuerst in Betracht gezogen werden, und der Einzelne sollte es vermeiden, sich DMSO selbst zu verschreiben oder es ohne angemessene Anleitung anzuwenden. Die einzigartigen Eigenschaften von DMSO erfordern eine sorgfältige Abwägung, um seine sichere und wirksame Anwendung bei der Behandlung bestimmter Hautkrankheiten zu gewährleisten.

Sicherheitsrichtlinien für die Hautpflege

Die Gewährleistung der Sicherheit bei der Hautpflege ist entscheidend für die Gesunderhaltung der Haut und die Vermeidung unerwünschter Reaktionen. Hier finden Sie allgemeine Sicherheitsrichtlinien für die Hautpflege, einschließlich Überlegungen bei der Verwendung von Produkten wie Dimethylsulfoxid (DMSO):

1. Patch-Tests:

- **Zweck:** Führen Sie vor einer breiten Anwendung einen Patch-Test durch, um eventuelle unerwünschte Reaktionen festzustellen.

- **Vorgehensweise:** Tragen Sie eine kleine Menge des Produkts auf eine kleine Hautpartie auf und achten Sie auf Rötungen, Reizungen oder andere Reaktionen.

2. Richtige Verdünnung:

- **Für DMSO:** Wenn Sie konzentriertes DMSO verwenden, verdünnen Sie es mit einem geeigneten Trägerstoff, z. B. destilliertem Wasser oder Aloe-Vera-Gel.
- **Anweisungen befolgen:** Halten Sie sich an das empfohlene Verdünnungsverhältnis, um Hautreizungen zu vermeiden.

3. Sonnenschutz:

- **Für DMSO-Benutzer:** DMSO wird mit einer erhöhten Empfindlichkeit gegenüber Sonnenlicht in Verbindung gebracht.
- **Vorsichtsmaßnahmen:** Verwenden Sie Sonnenschutzmittel und Schutzkleidung, um das Risiko eines Sonnenbrandes zu minimieren.

4. Hygienepraktiken:

- **Saubere Hände:** Waschen Sie Ihre Hände gründlich, bevor Sie ein Hautpflegeprodukt auftragen.
- **Saubere Werkzeuge:** Halten Sie Applikatoren und Hautpflegehilfsmittel sauber, um eine bakterielle Kontamination zu vermeiden.

5. Individuelle Variabilität:

- **Empfindlichkeit der Haut:** Individuelle Reaktionen auf Hautpflegeprodukte können variieren.
- **Beobachten:** Achten Sie darauf, wie Ihre Haut reagiert, und passen Sie Ihre Routine entsprechend an.

6. Professionelle Beratung:

- **Für spezifische Probleme:** Wenden Sie sich bei bestimmten Hautproblemen oder -bedingungen an medizinisches Fachpersonal.
- **Beratung:** Fachleute können individuelle Beratung anbieten und geeignete Produkte empfehlen.

7. Produktetiketten lesen:

- **Inhaltsstoffe:** Machen Sie sich mit den Inhaltsstoffen von Hautpflegeprodukten vertraut.

- **Vermeiden Sie Allergene:** Vermeiden Sie Produkte, die Stoffe enthalten, gegen die Sie allergisch sind.

8. Allergietests:

- **Neue Produkte:** Testen Sie neue Hautpflegeprodukte zunächst an einer kleinen Stelle, bevor Sie sie auf dem gesamten Gesicht oder Körper anwenden.
- **Identifizieren Sie Allergene:** Achten Sie auf häufige Allergene in Hautpflegebestandteilen.

9. Befolgen Sie die Gebrauchsanweisung:

- **Für DMSO und andere Produkte:** Halten Sie sich an die Gebrauchsanweisungen des Produktherstellers.
- **Übermäßiger Gebrauch ist zu vermeiden:** Übermäßiger Gebrauch kann zu Hautreizungen oder anderen unerwünschten Wirkungen führen.

10. Produkte ordnungsgemäß lagern:

- **Für DMSO:** Befolgen Sie die Richtlinien zur ordnungsgemäßen Lagerung, um Unfälle zu vermeiden.
- **Kühl und trocken lagern:** Lagern Sie die Hautpflegeprodukte an einem kühlen, trockenen Ort und schützen Sie sie vor direktem Sonnenlicht.

11. Beim Auftreten von Reizungen absetzen:

- **Anzeichen einer Reizung:** Wenn Sie Rötungen, Juckreiz oder Reizungen verspüren, stellen Sie die Anwendung ein.
- **Rat einholen:** Bei anhaltender Reizung medizinisches Fachpersonal konsultieren.

12. Individualisierter Ansatz:

- **Maßgeschneiderte Routine:** Passen Sie Ihre Hautpflegeroutine an Ihren Hauttyp und Ihre spezifischen Bedürfnisse an.
- **Professionelle Beratung:** Lassen Sie sich von Hautpflegeexperten beraten, um ein individuelles Programm zu erstellen.

13. Einhaltung rechtlicher und behördlicher Vorschriften:

- **Für DMSO und andere Produkte:** Achten Sie auf die Einhaltung der örtlichen Vorschriften und Richtlinien.

- **Risikominderung:** Die Einhaltung der Vorschriften gewährleistet die Legalität und Sicherheit von Hautpflegeprodukten.

14. Regelmäßige Hautkontrollen:

- **Überwachen Sie Veränderungen:** Überprüfen Sie Ihre Haut regelmäßig auf Veränderungen, wie Muttermale oder Flecken.
- **Professionelle Beurteilung:** Suchen Sie eine professionelle Beurteilung auf, wenn Sie auffällige Veränderungen feststellen.

15. Bleiben Sie auf dem Laufenden:

- **Produkt-Updates:** Bleiben Sie über alle Aktualisierungen oder Rückrufe von Hautpflegeprodukten informiert.
- **Evidenzbasierte Praktiken:** Befolgen Sie evidenzbasierte Hautpflegepraktiken für eine optimale Hautgesundheit.

Die Einhaltung dieser Sicherheitsrichtlinien für die Hautpflege fördert die wirksame und sichere Verwendung von Hautpflegeprodukten, einschließlich solcher, die DMSO enthalten. Im Zweifelsfall oder bei besonderen Hautproblemen wird immer empfohlen, medizinisches Fachpersonal zu konsultieren.

Kapitel 5
DMSO und Entgiftung

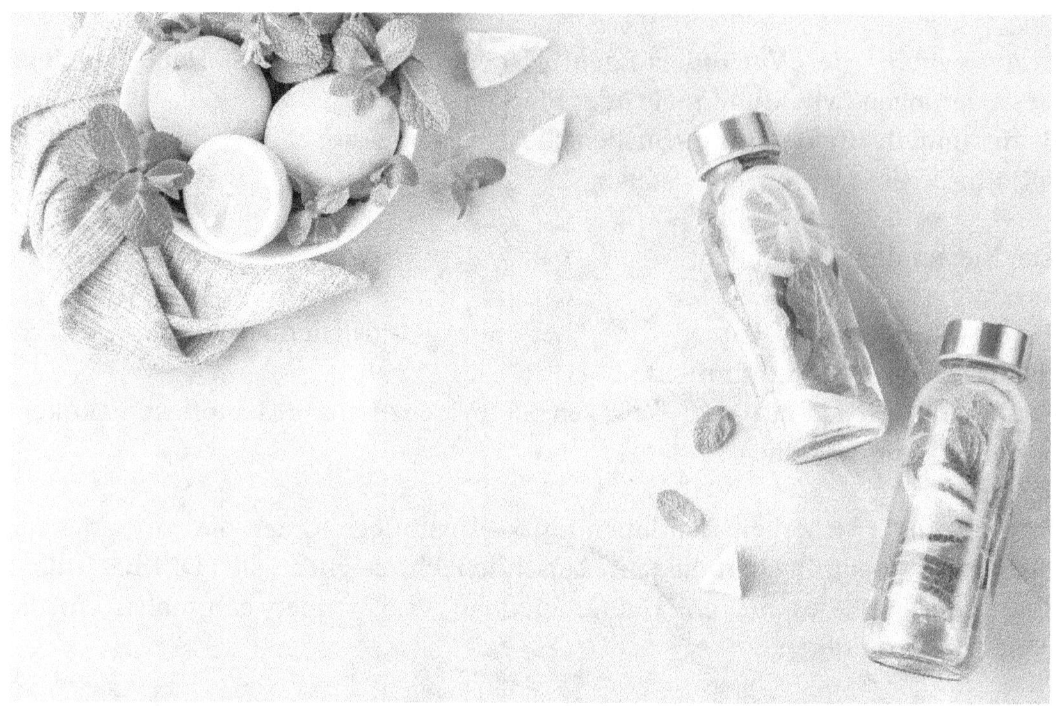

Entgiftungsvorgänge

Entgiftung ist ein natürlicher physiologischer Prozess, durch den der Körper Giftstoffe ausscheidet oder neutralisiert. Obwohl Dimethylsulfoxid (DMSO) für verschiedene Zwecke erforscht wurde, darunter auch für seine mögliche Rolle bei der Entgiftung, ist es wichtig, dieses Thema mit einem kritischen Blick zu betrachten. Im Folgenden finden Sie einen Überblick über Entgiftungsprozesse, die mögliche Rolle von DMSO, die Unterstützung der natürlichen Prozesse des Körpers und die allgemeinen Vorteile und Mythen im Zusammenhang mit Entgiftung:

1. Entgiftungsvorgänge:

- **Leber und Nieren:** Leber und Nieren spielen eine zentrale Rolle bei der Entgiftung, indem sie Giftstoffe aus dem Körper verarbeiten und ausscheiden.
- **Andere Organe:** Auch andere Organe, wie die Haut und die Lunge, tragen zur Entgiftung bei.

2. Die Rolle von DMSO bei der Entgiftung:

- **Transdermale Penetration:** DMSO ist bekannt für seine Fähigkeit, die Haut zu durchdringen.
- **Trägereigenschaften:** Einige schlagen vor, dass DMSO als Trägerstoff fungieren könnte, der die transdermale Aufnahme von Substanzen erleichtert, die die Entgiftung unterstützen können.

3. Unterstützung der natürlichen Prozesse des Körpers:

- **Flüssigkeitszufuhr:** Ausreichend Wasser zu trinken unterstützt die Nierenfunktion bei der Ausschwemmung von Giftstoffen.
- **Nährstoffreiche Ernährung:** Eine ausgewogene Ernährung liefert wichtige Nährstoffe, die die Leberfunktion unterstützen.
- **Regelmäßige Bewegung:** Körperliche Aktivität fördert den Kreislauf und unterstützt die allgemeinen Körperfunktionen.

4. Vorteile der Entgiftung:

- **Verbesserte Gesundheit:** Befürworter von Entgiftungsprogrammen versprechen Vorteile wie mehr Energie, eine bessere Verdauung und eine reinere Haut.
- **Gewichtsabnahme:** Einige Entgiftungspläne behaupten, dass sie die Gewichtsabnahme durch die Ausscheidung von Giftstoffen unterstützen.

5. Entgiftungsmythen:

- **Schnelle Lösung:** Die Entgiftung ist keine schnelle Lösung, sondern ein kontinuierlicher, natürlicher Prozess.
- **Extreme Maßnahmen:** Extreme Entgiftungsmethoden oder restriktive Diäten sind für die meisten Menschen nicht notwendig.
- **Keine wissenschaftlichen Beweise:** Für einige Entgiftungsaussagen fehlen solide wissenschaftliche Beweise.

6. DMSO und Entgiftungsmythen:

- **Begrenzte Beweise:** Die wissenschaftlichen Beweise für die Verwendung von DMSO als Entgiftungsmittel sind begrenzt.
- **Professionelle Anleitung:** Die Verwendung von DMSO zu Entgiftungszwecken sollte nur unter professioneller Anleitung erfolgen, da ein Missbrauch schädliche Auswirkungen haben kann.

7. Ganzheitlicher Ansatz:

- **Ganzheitliche Gesundheit:** Ein ganzheitlicher Ansatz für die Gesundheit, einschließlich eines ausgewogenen Lebensstils, ist entscheidend für die Unterstützung der natürlichen Entgiftungsprozesse.
- **Vermeidung schädlicher Substanzen:** Die Minimierung der Belastung durch Umweltgifte und die Einführung gesunder Gewohnheiten tragen zum allgemeinen Wohlbefinden bei.

8. Sicherheitserwägungen:

- **Professionelle Beratung:** Bevor Sie ein Entgiftungsprogramm in Erwägung ziehen oder Substanzen wie DMSO verwenden, sollten Sie sich an medizinisches Fachpersonal wenden.
- **Individuelle Variabilität:** Die Reaktionen auf Entgiftungsmethoden sind von Person zu Person unterschiedlich; was bei dem einen funktioniert, ist für den anderen möglicherweise nicht geeignet.

9. Entgiftung als Lebensstil:

- **Nachhaltige Praktiken:** Integrieren Sie nachhaltige Gewohnheiten, wie z. B. regelmäßige Bewegung und eine ausgewogene Ernährung, anstatt sich auf intermittierende oder extreme Entgiftungsmethoden zu verlassen.
- **Langfristige Gesundheit:** Geben Sie der langfristigen Gesundheit und dem Wohlbefinden Vorrang vor kurzfristigen Entgiftungstrends.

Die Entgiftung ist ein wesentlicher und kontinuierlicher Prozess im Körper, der in erster Linie von Organen wie der Leber und den Nieren unterstützt wird. Manche erforschen zwar Substanzen wie DMSO, die bei der Entgiftung eine Rolle spielen könnten, aber es ist wichtig, sich auf evidenzbasierte Praktiken zu verlassen und sich von medizinischem Fachpersonal individuell beraten zu lassen. Ein gesunder, ausgewogener Lebensstil mit richtiger Ernährung, Flüssigkeitszufuhr und regelmäßiger Bewegung unterstützt die natürlichen Entgiftungsprozesse des Körpers. Hüten Sie sich vor Entgiftungsmythen und extremen Maßnahmen und bevorzugen Sie nachhaltige Praktiken für das allgemeine Wohlbefinden.

DMSO und Schwermetall-Entgiftung

1. DMSO und Schwermetall-Entgiftung:

- **Transdermale Durchdringung:** Die Fähigkeit von DMSO, die Haut zu durchdringen, hat dazu geführt, dass es als potenzieller Träger für Substanzen erforscht wird, die bei der Entgiftung von Schwermetallen helfen können.
- **Chelatbildende Eigenschaften:** Es wird vermutet, dass DMSO Chelatbildungseigenschaften besitzt und dabei hilft, Schwermetalle zu binden und aus dem Körper zu entfernen.

2. Chelat-Therapie mit DMSO:

- **Chelatbildner:** Bei der Chelattherapie werden in der Regel spezielle Chelatbildner eingesetzt, die Schwermetalle binden.
- **DMSO als Trägerstoff:** DMSO kann als transdermaler Träger für Chelatbildner angesehen werden, der deren Aufnahme in den Blutkreislauf erleichtert.

3. Entfernung von Schwermetallen aus dem Körper:

- **Chelatbildner:** Substanzen wie EDTA (Ethylendiamintetraessigsäure) und DMPS (2,3-Dimercapto-1-propansulfonsäure) werden üblicherweise als Chelatbildner verwendet.
- **Ausscheidung über den Urin:** Chelatbildner verbessern häufig die Ausscheidung von Schwermetallen über den Urin.

4. Sicherheitserwägungen bei der Entgiftung:

- **Professionelle Beratung:** Bevor Sie eine Schwermetall-Entgiftung durchführen, sollten Sie sich an medizinisches Fachpersonal wenden.
- **Testen:** Bestimmen Sie den Schwermetallgehalt durch geeignete Tests vor und während der Entgiftung.
- **Individueller Ansatz:** Die Entgiftungsmethoden sollten auf den individuellen Gesundheitszustand und die Bedürfnisse des Einzelnen zugeschnitten sein.

5. DMSO und Chelatbildung Sicherheit:

- **Begrenzte wissenschaftliche Nachweise:** Die wissenschaftlichen Belege für DMSO als wirksames Chelatbildner sind begrenzt.
- **Professionelle Aufsicht:** Wenn DMSO für die Chelatbildung in Betracht gezogen wird, sollte dies unter der Aufsicht von medizinischem Fachpersonal geschehen.

- **Risiko von unerwünschten Wirkungen:** Die Chelattherapie, einschließlich DMSO-basierter Ansätze, birgt das Risiko unerwünschter Wirkungen und sollte nur von qualifizierten Fachleuten durchgeführt werden.

6. Überwachung und Anpassungen:

- **Regelmäßige Überwachung:** Überwachen Sie während der Entgiftung regelmäßig die Schwermetallwerte.
- **Anpassungen der Behandlung:** Das medizinische Fachpersonal kann das Chelatbildungsprotokoll auf der Grundlage der individuellen Reaktionen und Testergebnisse anpassen.

7. Hydratation und Nährstoffversorgung:

- **Flüssigkeitszufuhr:** Eine ausreichende Flüssigkeitszufuhr ist während der Chelatbildung unerlässlich, um die Ausscheidung von Schwermetallen zu unterstützen.
- **Nahrungsergänzung:** Die richtige Ernährung, einschließlich Nahrungsergänzungsmitteln wie Vitaminen und Mineralien, kann zur Unterstützung der allgemeinen Gesundheit während der Entgiftung empfohlen werden.

8. Vermeiden von extremen Maßnahmen:

- **Schrittweise Herangehensweise:** Die Entgiftung, einschließlich der Schwermetallentgiftung, sollte allmählich angegangen werden.
- **Vermeiden Sie extreme Maßnahmen:** Extreme Entgiftungsmaßnahmen können zu Nebenwirkungen führen und sollten ohne professionelle Anleitung vermieden werden.

9. Mögliche Risiken der Chelatbildung:

- **Mineralische Ungleichgewichte:** Chelatbildung kann zu Ungleichgewichten bei essentiellen Mineralien führen.
- **Nierenfunktion:** Die Überwachung der Nierenfunktion ist wichtig, da einige Chelatbildner die Nierengesundheit beeinträchtigen können.

Die Entgiftung, insbesondere die Entgiftung von Schwermetallen, ist ein komplexer Prozess, der mit Bedacht angegangen werden sollte. DMSO und die Chelattherapie sind zwar in diesem Zusammenhang erforscht worden, ihre Wirksamkeit und Sicherheit sind jedoch nicht allgemein anerkannt. Personen, die eine Schwermetallentgiftung, insbesondere mit Substanzen wie DMSO, in Erwägung ziehen, sollten sich von Fachleuten des Gesundheitswesens beraten lassen, sich entsprechenden Tests unterziehen und ein individuelles und überwachtes Konzept verfolgen.

Sicherheitserwägungen, regelmäßige Überwachung und ein individueller Ansatz sind bei jedem Entgiftungsprogramm von größter Bedeutung.

Unterstützung von Nieren und Leber

Die Gewährleistung der Gesundheit und des ordnungsgemäßen Funktionierens von Nieren und Leber ist für das allgemeine Wohlbefinden entscheidend. Bestimmte Substanzen, darunter Dimethylsulfoxid (DMSO), sind zwar auf ihre potenziellen Vorteile hin untersucht worden, doch ist es wichtig, die Unterstützung von Nieren und Leber mit Vorsicht und unter professioneller Anleitung anzugehen. Im Folgenden finden Sie einen Überblick über Überlegungen zur Unterstützung von Nieren und Leber:

1. Allgemeine Unterstützung von Niere und Leber:

- **Flüssigkeitszufuhr:** Eine ausreichende Wasserzufuhr unterstützt die Nierenfunktion beim Ausschwemmen von Gift- und Abfallstoffen.
- **Ausgewogene Ernährung:** Eine nährstoffreiche, ausgewogene Ernährung trägt zur allgemeinen Gesundheit der Leber bei.
- **Vermeiden von übermäßigem Alkoholkonsum:** Die Begrenzung des Alkoholkonsums hilft, Leberschäden zu vermeiden.

2. DMSO und seine Auswirkungen:

- **Begrenzte wissenschaftliche Nachweise:** Die wissenschaftliche Evidenz, die DMSO zur direkten Unterstützung von Nieren und Leber unterstützt, ist begrenzt.
- **Professionelle Anleitung:** Wenn DMSO für einen möglichen Nutzen, einschließlich der Unterstützung von Organen, in Betracht gezogen wird, sollte dies unter professioneller Aufsicht geschehen.

3. Antioxidantienreiche Ernährung:

- **Obst und Gemüse:** Der Verzehr von Lebensmitteln, die reich an Antioxidantien sind, unterstützt die Leber und kann vor Nierenschäden schützen.
- **Beeren, Nüsse und grünes Blattgemüse:** Diese Lebensmittel sind für ihre antioxidativen Eigenschaften bekannt.

4. Omega-3-Fettsäuren:

- **Quellen:** Omega-3-Fettsäuren, die in Fischöl und Leinsamen enthalten sind, haben möglicherweise eine entzündungshemmende Wirkung, die der Gesundheit der Leber zugute kommt.

- **Professioneller Rat:** Konsultieren Sie medizinisches Fachpersonal, bevor Sie mit einer Nahrungsergänzung beginnen.

5. Nierenfreundliche Kräuter:

- **Löwenzahnwurzel:** Einige traditionelle Praktiken verwenden Löwenzahnwurzel zur Unterstützung der Nieren.
- **Vorsichtige Herangehensweise:** Verwenden Sie Kräuter unter professioneller Anleitung, um mögliche Nebenwirkungen zu vermeiden.

6. Leberunterstützende Kräuter:

- **Mariendistel:** Die Mariendistel ist ein beliebtes Kraut, dem leberschützende Eigenschaften zugeschrieben werden.
- **Professionelle Anleitung:** Verwenden Sie Kräuter unter professioneller Aufsicht, vor allem in Fällen von vorbestehenden Lebererkrankungen.

7. Ein gesundes Gewicht beibehalten:

- **Fettleibigkeit und Lebergesundheit:** Übergewicht kann zu einer Fettlebererkrankung beitragen.
- **Ausgeglichener Lebensstil:** Die Aufrechterhaltung eines gesunden Gewichts durch Ernährung und Bewegung ist von Vorteil.

8. Regelmäßige Bewegung:

- **Gesundheit des Herz-Kreislauf-Systems:** Bewegung fördert die kardiovaskuläre Gesundheit und kommt indirekt auch den Nieren und der Leber zugute.
- **Konsultation:** Personen mit bereits bestehenden gesundheitlichen Problemen sollten vor Beginn eines Trainingsprogramms einen Arzt konsultieren.

9. Begrenzung der Natriumzufuhr:

- **Gesundheit der Nieren:** Die Verringerung der Natriumzufuhr hilft bei der Kontrolle des Blutdrucks und unterstützt die Nierengesundheit.
- **Etiketten lesen:** Achten Sie auf verarbeitete Lebensmittel mit hohem Natriumgehalt.

10. Vermeiden von Selbstmedikation:

- **Professionelle Beratung:** Konsultieren Sie medizinisches Fachpersonal, bevor Sie Nahrungsergänzungsmittel oder Substanzen zur Unterstützung der Organe verwenden.

- **Mögliche Risiken:** Die Selbstmedikation kann Risiken bergen, insbesondere für Personen mit bestehenden Gesundheitsstörungen.

11. Regelmäßige Gesundheitsuntersuchungen:

- **Überwachung:** Regelmäßige Vorsorgeuntersuchungen helfen, die Organfunktion zu überwachen und mögliche Probleme frühzeitig zu erkennen.
- **Screening-Tests:** Nierenfunktionstests und Leberfunktionstests werden üblicherweise zur Überwachung eingesetzt.

Die Erhaltung der Gesundheit von Nieren und Leber ist von entscheidender Bedeutung. Daher sollten alle Maßnahmen, einschließlich der Verwendung von Substanzen wie DMSO oder pflanzlichen Nahrungsergänzungsmitteln, mit Vorsicht genossen werden. Professionelle Beratung, regelmäßige Gesundheitskontrollen und ein ganzheitlicher Ansatz für das allgemeine Wohlbefinden sind der Schlüssel zur Unterstützung der Nieren- und Leberfunktion. Personen mit bestehenden Gesundheitszuständen oder -problemen sollten sich für eine individuelle Beratung und Überwachung an medizinisches Fachpersonal wenden.

Zelluläre Entgiftung und Erneuerung

Die zelluläre Entgiftung und Erneuerung sind wesentliche Prozesse, die zur allgemeinen Gesundheit und zum Wohlbefinden beitragen. Obwohl einige Substanzen, darunter Dimethylsulfoxid (DMSO), auf ihre mögliche Rolle bei zellulären Prozessen untersucht wurden, ist es wichtig, diese Themen mit einem differenzierten Verständnis anzugehen. Im Folgenden finden Sie einen Überblick über die Überlegungen zur Entgiftung und Erneuerung der Zellen:

1. Zelluläre Entgiftung:

- **Intrazelluläre Prozesse:** Die zelluläre Entgiftung umfasst die Beseitigung von Abfallstoffen und Toxinen aus den Zellen.
- **Zelluläre Organellen:** Zelluläre Organellen, wie z. B. Lysosomen, spielen eine entscheidende Rolle beim Abbau und der Beseitigung von Zellabfällen.

2. Die mögliche Rolle von DMSO:

- **Transdermale Penetration:** Die Fähigkeit von DMSO, die Haut zu durchdringen, hat dazu geführt, dass es als potenzieller Träger für Substanzen erforscht wurde, die die intrazelluläre Entgiftung unterstützen können.
- **Begrenzte wissenschaftliche Nachweise:** Die wissenschaftlichen Beweise, die DMSO für eine direkte zelluläre Entgiftung unterstützen, sind begrenzt und sollten mit Vorsicht genossen werden.

3. Unterstützung durch Antioxidantien:

- **Die Rolle der Antioxidantien:** Antioxidantien, die in Obst und Gemüse enthalten sind, können die Zellgesundheit unterstützen, indem sie freie Radikale neutralisieren.
- **Auswahl der Ernährung:** Eine Ernährung, die reich an Antioxidantien ist, trägt zum allgemeinen Wohlbefinden der Zellen bei.

4. Fasten und Autophagie:

- **Autophagie-Prozess:** Fasten und Kalorienrestriktion können die Autophagie anregen, einen zellulären Prozess, der die Beseitigung beschädigter Zellbestandteile beinhaltet.
- **Professionelle Anleitung:** Das Fasten sollte unter professioneller Anleitung durchgeführt werden, insbesondere bei Personen mit gesundheitlichen Problemen.

5. Mitochondriale Gesundheit:

- **Energieproduktion:** Mitochondrien sind für die zelluläre Energieproduktion verantwortlich.
- **Unterstützung durch Nährstoffe:** Nährstoffe wie Coenzym Q10 und bestimmte Vitamine unterstützen die Funktion der Mitochondrien.

6. Bewegung und zelluläre Gesundheit:

- **Mitochondriale Biogenese:** Regelmäßiges Training fördert die mitochondriale Biogenese und damit die zelluläre Energieproduktion.
- **Aerobes Training:** Aerobe Aktivitäten tragen zur allgemeinen Gesundheit der Zellen bei.

7. Zellerneuerung:

- **Zellumwandlung:** Bei der Zellerneuerung werden alte oder beschädigte Zellen durch neue ersetzt.
- **Stammzellen-Prozesse:** Stammzellen spielen eine Rolle bei der Regeneration von Geweben und tragen zur Zellerneuerung bei.

8. Hydratation und Zellfunktion:

- **Zellulärer Flüssigkeitshaushalt:** Die richtige Flüssigkeitszufuhr ist entscheidend für die Aufrechterhaltung des Flüssigkeitshaushalts der Zellen und die allgemeine Zellfunktion.
- **Wasserzufuhr:** Eine ausreichende Wasserzufuhr unterstützt die zelluläre Hydratation.

9. Vermeidung von schädlichen Substanzen:

- **Toxinbelastung:** Die Minimierung der Exposition gegenüber Umweltgiften trägt dazu bei, die Belastung der Zellen zu verringern.
- **Umsichtige Lebensweise:** Eine vorsichtige Lebensweise, einschließlich des Verzichts auf Rauchen und übermäßigen Alkoholkonsum, unterstützt die Zellgesundheit.

10. Geist-Körper-Praktiken:

- **Stressabbau:** Chronischer Stress kann die Gesundheit der Zellen beeinträchtigen.
- **Geistig-körperliche Praktiken:** Techniken wie Meditation und Yoga tragen zum Stressabbau bei.

11. Individualisierte Ansätze:

- **Genetische Variabilität:** Die Reaktionen auf Maßnahmen zur Verbesserung der Zellgesundheit sind von Mensch zu Mensch unterschiedlich.
- **Professionelle Anleitung:** Personalisierte Ansätze, die von Fachleuten des Gesundheitswesens geleitet werden, sind unerlässlich.

Die zelluläre Entgiftung und Erneuerung sind komplizierte Prozesse, die für die allgemeine Gesundheit von entscheidender Bedeutung sind. Obwohl Substanzen wie DMSO und verschiedene Lebensstilfaktoren auf ihre mögliche Rolle bei diesen Prozessen untersucht wurden, ist es wichtig, evidenzbasierten Verfahren den Vorzug zu geben. Professionelle Anleitung, individuelle Ansätze und eine ganzheitliche Ausrichtung auf das allgemeine Wohlbefinden tragen zur Unterstützung der Zellgesundheit bei. Personen, die Maßnahmen für zelluläre Prozesse ergreifen möchten, sollten sich an medizinisches Fachpersonal wenden, das sie individuell berät und überwacht.

Einbindung von DMSO in ein Entgiftungsprogramm

Die Einbeziehung von Dimethylsulfoxid (DMSO) in ein Entgiftungsprogramm erfordert sorgfältige Überlegungen, professionelle Anleitung und die Einhaltung von Sicherheitsprotokollen. Hier ist ein umfassender Leitfaden für die Einbeziehung von DMSO in ein Entgiftungsprogramm:

1. Professionelle Konsultation:

- **Gesundheitsprüfung:** Bevor Sie DMSO in ein Entgiftungsprogramm einbeziehen, sollten Sie sich einer umfassenden Gesundheitsbewertung unterziehen, indem Sie sich von medizinischem Fachpersonal beraten lassen.

- **Medizinische Vorgeschichte:** Geben Sie Ihre Krankengeschichte an, einschließlich bestehender Erkrankungen oder Medikamente.

2. Festlegen von Entgiftungszielen:

- **Definieren Sie die Ziele:** Legen Sie die Ziele des Entgiftungsprogramms klar fest, egal ob es sich um die Entgiftung von Schwermetallen, die Unterstützung der Zellen oder andere spezifische Ziele handelt.
- **Realistische Erwartungen:** Setzen Sie realistische Erwartungen an die Ergebnisse des Entgiftungsprogramms.

3. DMSO-Verdünnung:

- **Richtige Verdünnung:** Bei Verwendung von konzentriertem DMSO ist auf eine angemessene Verdünnung mit einem geeigneten Trägerstoff (z. B. destilliertes Wasser, Aloe-Vera-Gel) zu achten.
- **Richtlinien befolgen:** Halten Sie sich an das empfohlene Verdünnungsverhältnis, um Hautreizungen zu vermeiden.

4. Transdermale Anwendung:

- **Pflastertest:** Führen Sie vor der allgemeinen Anwendung einen Patch-Test durch, um die individuelle Hautempfindlichkeit gegenüber DMSO zu ermitteln.
- **Anwendungstechniken:** Erlernen und Anwenden der richtigen Techniken zur transdermalen Anwendung, um die Wirksamkeit zu maximieren.

5. Individueller Behandlungsplan:

- **Individualisierter Ansatz:** Passen Sie die DMSO-Integration an das individuelle Gesundheitsprofil an und berücksichtigen Sie dabei Faktoren wie Alter, bestehende Gesundheitszustände und Lebensstil.
- **Professionelle Beaufsichtigung:** Planen Sie das Entgiftungsprogramm unter der Aufsicht von medizinischem Fachpersonal.

6. Überwachung und Anpassungen:

- **Regelmäßige Gesundheitskontrollen:** Überprüfen Sie regelmäßig die Gesundheitsparameter, einschließlich Nieren- und Leberfunktionstests, um die Auswirkungen des Entgiftungsprogramms zu beurteilen.
- **Anpassungen:** Seien Sie darauf vorbereitet, die DMSO-Dosierung oder -Anwendung auf der Grundlage der individuellen Reaktionen und Testergebnisse anzupassen.

7. Unterstützender Ernährungsplan:

- **Ausgewogene Ernährung:** Legen Sie Wert auf eine ausgewogene, nährstoffreiche Ernährung, um die allgemeine Gesundheit während des Entgiftungsprogramms zu unterstützen.
- **Ergänzungen:** Ziehen Sie Nahrungsergänzungsmittel in Betracht, wenn diese von medizinischem Fachpersonal empfohlen werden.

8. Hydratation und Ausscheidung:

- **Angemessene Flüssigkeitszufuhr:** Fördern Sie die Flüssigkeitszufuhr, um die Ausscheidung von Giftstoffen aus dem Körper zu unterstützen.
- **Ziehen Sie andere Entgiftungsmethoden in Betracht:** Integrieren Sie ergänzende Methoden wie eine erhöhte Wasseraufnahme, Kräutertees oder Saunagänge.

9. Regelmäßige Folgemaßnahmen:

- **Kontrollbesuche durch medizinisches Fachpersonal:** Vereinbaren Sie regelmäßige Kontrolltermine mit Fachleuten des Gesundheitswesens, um die Fortschritte zu beurteilen und eventuelle Bedenken anzusprechen.
- **Offene Kommunikation:** Kommunizieren Sie offen über alle Veränderungen oder Reaktionen, die während des Entgiftungsprogramms auftreten.

10. Sonnenschutz:

- **Sonnenempfindlichkeit:** DMSO wird mit einer erhöhten Empfindlichkeit gegenüber Sonnenlicht in Verbindung gebracht.
- **Verwendung von Sonnenschutzmitteln:** Weisen Sie darauf hin, wie wichtig es ist, während des Entgiftungsprogramms Sonnenschutzmittel zu verwenden, um das Risiko eines Sonnenbrands zu minimieren.

11. Individualisierte Entgiftungsprotokolle:

- **Berücksichtigen Sie andere Methoden:** DMSO kann in ein umfassenderes Entgiftungsprogramm integriert werden, das auch andere bewährte Methoden wie Ernährungsumstellung, Bewegung und Stressbewältigung umfasst.
- **Ganzheitlicher Ansatz:** Verfolgen Sie bei der Entgiftung einen ganzheitlichen Ansatz, der die körperlichen, geistigen und emotionalen Aspekte des Wohlbefindens berücksichtigt.

12. Einhaltung rechtlicher und behördlicher Vorschriften:

- **Einhaltung von Vorschriften:** Stellen Sie sicher, dass die Verwendung von DMSO mit den örtlichen Vorschriften und Richtlinien übereinstimmt.
- **Risikominderung:** Die Einhaltung der Vorschriften gewährleistet die Rechtmäßigkeit und Sicherheit des Entgiftungsprogramms.

Die Integration von DMSO in ein Entgiftungsprogramm erfordert ein durchdachtes und individuelles Vorgehen. Professionelle Beratung, sorgfältige Überwachung und ein Engagement für Sicherheit sind von größter Bedeutung. DMSO sollte als Teil einer umfassenden Entgiftungsstrategie unter der Anleitung von medizinischem Fachpersonal verwendet werden, und die Anwender sollten wachsam sein und alle Anzeichen von unerwünschten Reaktionen beobachten.

Kapitel 6
DMSO in der tierärztlichen Versorgung

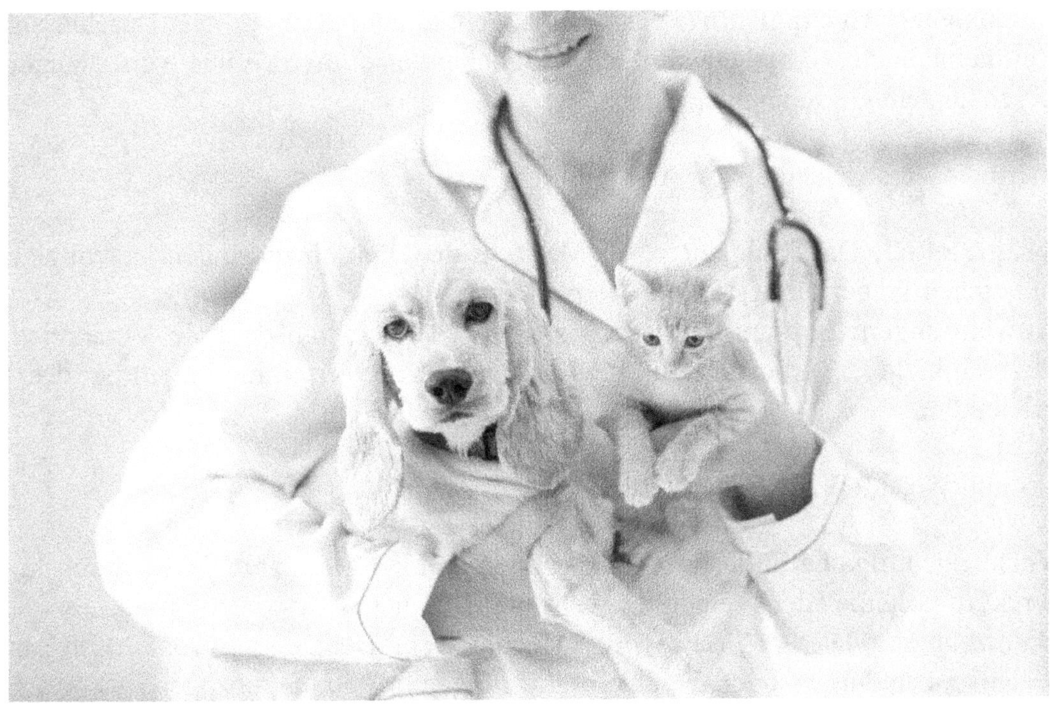

Tiermedizinische Anwendungen von DMSO

Dimethylsulfoxid (DMSO) hat aufgrund seiner Eigenschaften, u. a. seiner Fähigkeit, biologische Membranen zu durchdringen und als Träger für andere Stoffe zu fungieren, verschiedene Anwendungen in der Veterinärmedizin gefunden. Es ist jedoch wichtig zu beachten, dass die Verwendung von DMSO in der Tiermedizin unter der Aufsicht eines Tierarztes erfolgen sollte und dass die Anwendung den gesetzlichen und ethischen Standards entspricht. Hier sind einige tiermedizinische Anwendungen von DMSO:

1. Entzündungshemmende und schmerzlindernde Eigenschaften:

- **Verwendung:** DMSO ist für seine entzündungshemmenden und schmerzstillenden Eigenschaften bekannt.
- **Anwendungen:** Es kann topisch oder als Teil einer Lösung zur Linderung von Schmerzen und Entzündungen bei verschiedenen Erkrankungen wie Arthritis oder Verletzungen des Bewegungsapparats bei Tieren verwendet werden.

2. Wundheilung und Gewebereparatur:

- **Topische Anwendung:** DMSO wird manchmal topisch verwendet, um die Wundheilung und Gewebereparatur bei Tieren zu fördern.
- **Potenzieller Mechanismus:** Es wird angenommen, dass es die Durchlässigkeit der Zellmembranen verbessert und so möglicherweise die Zufuhr von Nährstoffen zu geschädigtem Gewebe unterstützt.

3. Transdermale Verabreichung von Arzneimitteln:

- **Trägermittel:** Die Fähigkeit von DMSO, in die Haut einzudringen, macht es zu einem nützlichen Träger für bestimmte Medikamente.
- **Anwendungen:** Es kann eingesetzt werden, um die transdermale Verabreichung von Arzneimitteln zu verbessern und ihre Aufnahme und Verteilung im Körper des Tieres zu erleichtern.

4. Gelenk- und Weichteilinjektionen:

- **Verabreichungsmethode:** In einigen Fällen können Tierärzte DMSO durch Injektionen direkt in Gelenke oder Weichteilgewebe verabreichen.
- **Bedingungen:** Dieser Ansatz wird manchmal zur Behandlung von Erkrankungen wie Gelenkentzündungen oder Weichteilverletzungen in Betracht gezogen.

5. Ophthalmische Anwendung:

- **Augenkrankheiten:** DMSO wurde auf seine mögliche Anwendung bei der Behandlung bestimmter Augenerkrankungen bei Tieren untersucht.
- **Vorsicht!** Jede Anwendung am Auge sollte mit Vorsicht und unter fachlicher Anleitung erfolgen.

6. Blaseninstillationen:

- **Blasenleiden:** Tierärzte können DMSO bei Blaseninstillationen zur Behandlung bestimmter Blasenstörungen bei Tieren verwenden.
- **Erwägungen:** Die Anwendung sollte unter sorgfältiger Berücksichtigung des jeweiligen Zustands und unter tierärztlicher Aufsicht erfolgen.

7. Pferdemedizin:

- **Lahmheitsprobleme:** DMSO wird in der Pferdemedizin häufig zur Behandlung von Lahmheitsproblemen eingesetzt.

- **Topische Anwendung:** Es kann topisch angewendet oder in Kombination mit anderen Medikamenten bei Gelenkproblemen eingesetzt werden.

8. Antiinfektiöse Eigenschaften:

- **Antibakterielle Eigenschaften:** DMSO hat einige antibakterielle Eigenschaften gezeigt.
- **Anwendungen:** In bestimmten Situationen kann es wegen seiner möglichen Rolle bei der Behandlung bakterieller Infektionen bei Tieren in Betracht gezogen werden.

9. Vorsicht und professionelle Beratung:

- **Tierärztliche Aufsicht:** Die Verwendung von DMSO in der Tiermedizin erfordert eine tierärztliche Überwachung.
- **Dosierung und Verabreichung:** Tierärzte bestimmen die geeignete Dosierung, Verabreichungsmethoden und mögliche Nebenwirkungen auf der Grundlage der spezifischen Bedürfnisse und Bedingungen des Tieres.

10. Rechtliche und ethische Erwägungen:

- **Einhaltung von Vorschriften:** Die Einhaltung lokaler Vorschriften und ethischer Standards ist bei der Verwendung von DMSO in der Veterinärmedizin entscheidend.
- **Berufliche Verantwortung:** Tierärzte müssen bei der Empfehlung und Verabreichung von Behandlungen auf DMSO-Basis ihr fachliches Urteilsvermögen und ihre Verantwortung wahrnehmen.

11. Forschung und Entwicklung:

- **Laufende Studien:** Laufende Forschungsarbeiten können neue Anwendungen aufzeigen oder bestehende Praktiken mit DMSO in der Veterinärmedizin verfeinern.
- **Informiert bleiben:** Veterinärmediziner sollten sich über die neuesten Forschungsergebnisse und Fortschritte auf diesem Gebiet informieren.

Der Einsatz von DMSO in der Tiermedizin ist vielfältig und erfordert eine sorgfältige Berücksichtigung der spezifischen Bedürfnisse und Bedingungen des Tieres. Tierärzte spielen eine entscheidende Rolle bei der Bestimmung der Angemessenheit von DMSO-basierten Behandlungen, der Sicherstellung der richtigen Dosierung, der Verabreichungsmethoden und der Einhaltung rechtlicher und ethischer Standards.

Unterstützung für Gelenke und Muskeln bei Tieren

Dimethylsulfoxid (DMSO) wurde aufgrund seiner entzündungshemmenden und schmerzlindernden Eigenschaften zur Unterstützung von Gelenken und Muskeln bei Tieren erforscht. Es ist jedoch wichtig zu beachten, dass die Verwendung von DMSO in der Tiermedizin nur unter der Anleitung und Aufsicht eines Tierarztes erfolgen sollte. Im Folgenden werden Überlegungen zur Unterstützung von Gelenken und Muskeln bei Tieren mit DMSO angestellt:

1. Entzündungshemmende und schmerzlindernde Eigenschaften:

- **Mechanismus der Wirkung:** Die entzündungshemmenden und schmerzstillenden Eigenschaften von DMSO machen es zu einem potenziell nützlichen Mittel zur Behandlung von Gelenk- und Muskelbeschwerden bei Tieren.
- **Schmerzlinderung:** Es kann helfen, Schmerzen zu lindern und Entzündungen zu reduzieren, die mit Erkrankungen wie Arthritis oder Verletzungen des Bewegungsapparats einhergehen.

2. Topische Anwendung:

- **Anwendungsmethode:** DMSO wird häufig topisch auf das betroffene Gelenk oder den Muskelbereich aufgetragen.
- **Transdermale Absorption:** Seine Fähigkeit, die Haut zu durchdringen, ermöglicht eine transdermale Absorption, die das Zielgewebe erreicht.

3. Entspannung der Muskeln:

- **Potenzieller Nutzen:** DMSO kann zur Muskelentspannung beitragen.
- **Anwendung:** Sie kann bei Erkrankungen in Betracht gezogen werden, bei denen Muskelverspannungen oder -krämpfe eine Rolle spielen.

4. Kombination mit anderen Medikamenten:

- **Synergistische Wirkungen:** DMSO kann in Kombination mit anderen Medikamenten, wie z. B. entzündungshemmenden oder schmerzlindernden Medikamenten, verwendet werden, um Synergieeffekte zu erzielen.
- **Tierärztliche Überwachung:** Die Kombination von Medikamenten sollte unter tierärztlicher Aufsicht erfolgen.

5. Gelenkinjektionen:

- **Verabreichungsmethode:** In einigen Fällen kann der Tierarzt DMSO durch Injektionen direkt in die betroffenen Gelenke verabreichen.
- **Professionelle Aufsicht:** Gelenkinjektionen sollten von einem Tierarzt unter Berücksichtigung des spezifischen Zustands und der Reaktion auf die Behandlung durchgeführt werden.

6. Anwendungen bei Pferden:

- **Allgemeine Verwendung:** DMSO wird in der Pferdemedizin häufig zur Behandlung von Lahmheitsproblemen eingesetzt.
- **Topische oder systemische Anwendung:** Es kann je nach Zustand topisch oder systemisch verabreicht werden.

7. Überlegungen zur Dosierung:

- **Individuelle Dosierung:** Die angemessene Dosierung von DMSO zur Unterstützung von Gelenken und Muskeln hängt von Faktoren wie der Größe des Tieres, seinem Gesundheitszustand und der jeweiligen Erkrankung ab.
- **Tierärztliche Beratung:** Tierärzte bestimmen die optimale Dosierung auf der Grundlage einer gründlichen Untersuchung des Tieres.

8. Überwachung auf unerwünschte Wirkungen:

- **Empfindlichkeit der Haut:** Achten Sie auf Anzeichen von Hautempfindlichkeit oder -reizung, insbesondere bei topischer Anwendung.
- **Systemische Wirkungen:** Achten Sie auf mögliche systemische Wirkungen und konsultieren Sie einen Tierarzt, wenn unerwünschte Reaktionen auftreten.

9. Ganzheitlicher Ansatz:

- **Umfassendes Management:** Die Unterstützung von Gelenken und Muskeln sollte Teil eines ganzheitlichen Ansatzes für die Gesundheit des Tieres sein.
- **Ernährungstechnische Überlegungen:** Achten Sie auf eine ausgewogene Ernährung, die die Gesundheit der Gelenke durch geeignete Nährstoffe unterstützt.

10. Physikalische Rehabilitation:

- **Trainingsprogramme:** Tierärzte können maßgeschneiderte Trainingsprogramme empfehlen, um die Gesundheit von Gelenken und Muskeln zu unterstützen.

- **Pläne zur Rehabilitation:** Physikalische Rehabilitationspläne können DMSO als Teil einer umfassenderen Strategie beinhalten.

11. Grundlegende Bedingungen:

- **Diagnostische Bewertung:** Bevor Sie mit der Unterstützung von Gelenken und Muskeln mit DMSO beginnen, führen Sie eine gründliche diagnostische Bewertung durch, um die zugrunde liegenden Bedingungen zu ermitteln.
- **Gezielte Behandlung:** Die Behandlung wird auf die spezifischen Bedürfnisse des Tieres zugeschnitten.

12. Forschung und Entwicklung:

- **Laufende Studien:** Laufende Forschungsarbeiten könnten neue Anwendungen oder Verfeinerungen bei der Verwendung von DMSO zur Unterstützung von Gelenken und Muskeln bei Tieren ergeben.
- **Informiert bleiben:** Tierärzte sollten sich über die neuesten Forschungsergebnisse und Fortschritte auf diesem Gebiet informieren.

13. Rechtliche und ethische Erwägungen:

- **Einhaltung gesetzlicher Vorschriften:** Stellen Sie sicher, dass die Verwendung von DMSO den örtlichen Vorschriften und den ethischen Standards in der Veterinärmedizin entspricht.
- **Berufliche Verantwortung:** Tierärzte müssen bei der Empfehlung und Verabreichung von Behandlungen auf DMSO-Basis ihr fachliches Urteilsvermögen und ihre Verantwortung wahrnehmen.

Die Unterstützung von Gelenken und Muskeln bei Tieren mit DMSO ist eine potenzielle therapeutische Option, die mit sorgfältiger Überlegung, professioneller Anleitung und unter Einhaltung rechtlicher und ethischer Standards angegangen werden sollte. Die spezifischen Bedingungen, Dosierungen und Verabreichungsmethoden sollten von einem qualifizierten Tierarzt auf der Grundlage der individuellen Bedürfnisse des Tieres festgelegt werden.

Hautkrankheiten bei Tieren

Hauterkrankungen bei Tieren sind vielfältig und können verschiedene Arten betreffen, von Haustieren bis hin zu Wildtieren. Diese Erkrankungen können durch Infektionen, Allergien, Parasiten, Autoimmunkrankheiten oder Umweltfaktoren verursacht werden. Eine ordnungsgemäße Diagnose und Behandlung ist von entscheidender Bedeutung, und die Verwendung von Substanzen wie Dimethylsulfoxid (DMSO) sollte nur unter Anleitung eines

Tierarztes erfolgen. Im Folgenden finden Sie einen Überblick über Hautkrankheiten bei Tieren und Überlegungen zu deren Behandlung:

1. Häufige Hautkrankheiten:

- **Dermatitis:** Entzündung der Haut.
- **Allergische Reaktionen:** Überempfindlichkeit gegen bestimmte Stoffe.
- **Pilzinfektionen:** Wie z.B. Ringelflechte.
- **Parasitenbefall:** Flöhe, Zecken, Milben oder Läuse.
- **Bakterielle Infektionen:** Pyodermie oder Impetigo.
- **Autoimmunkrankheiten:** Hunde-Lupus, Pemphigus.

2. Symptome von Hautkrankheiten:

- **Juckreiz (Pruritus):** Anhaltendes Kratzen oder Beißen.
- **Rötungen und Entzündungen:** Sichtbare Anzeichen einer Reizung.
- **Haarausfall:** Teilweiser oder vollständiger Verlust des Fells.
- **Läsionen oder Wunden:** Offene Wunden oder Geschwüre.
- **Veränderungen im Erscheinungsbild des Fells:** Stumpfheit oder Veränderungen der Textur.
- **Schwellungen:** Besonders im Gesicht oder an den Pfoten.

3. Diagnostischer Prozess:

- **Körperliche Untersuchung:** Gründliche Untersuchung der betroffenen Bereiche.
- **Hautabschabungen:** Mikroskopische Untersuchung auf Parasiten.
- **Allergietests:** Identifizierung potenzieller Allergene.
- **Biopsie:** Bei Verdacht auf eine Autoimmunerkrankung.
- **Bluttests:** Schließen Sie systemische Probleme aus.

4. Managementansätze:

- **Tierärztliche Konsultation:** Holen Sie sich professionellen Rat, um eine genaue Diagnose zu stellen.
- **Topische Behandlungen:** Je nach Erkrankung können topische Medikamente verschrieben werden.
- **Orale Medikamente:** Es können Antibiotika, Antimykotika oder Steroide erforderlich sein.
- **Parasitenkontrolle:** Regelmäßige Vorbeugung und Behandlung gegen Flöhe, Zecken und Milben.
- **Allergie-Management:** Identifizieren und vermeiden Sie Allergene, wenn möglich.

5. Die Rolle von DMSO bei Hautkrankheiten:

- **Entzündungshemmende Eigenschaften:** Die entzündungshemmenden Eigenschaften von DMSO können bei bestimmten Hautkrankheiten in Betracht gezogen werden.
- **Transdermale Anwendung:** Es kann topisch auf die betroffenen Stellen aufgetragen werden, was die Verabreichung von Medikamenten erleichtern kann.
- **Leitfaden für Fachleute:** Die Verwendung von DMSO bei Hauterkrankungen sollte unter tierärztlicher Aufsicht erfolgen.

6. Vorsicht und Überlegungen:

- **Empfindlichkeit der Haut:** Einige Tiere können empfindlicher auf DMSO reagieren, so dass eine vorsichtige Anwendung erforderlich ist.
- **Verdünnung und Dosierung:** Die korrekte Verdünnung und Dosierung sollte von einem Tierarzt bestimmt werden.
- **Mögliche Nebenwirkungen:** Auf Nebenwirkungen achten und bei Auftreten tierärztlichen Rat einholen.

7. Strategien der Prävention:

- **Regelmäßige Pflege:** Halten Sie das Fell sauber und frei von Matten.
- **Vorbeugung gegen Parasiten:** Verwenden Sie vorbeugende Maßnahmen zur Bekämpfung von Flöhen, Zecken und Milben.
- **Ausgewogene Ernährung:** Richtige Ernährung unterstützt die Gesundheit der Haut.
- **Allergen-Management:** Identifizierung und Management von Allergenen in der Umgebung.

8. Umweltaspekte:

- **Identifizierung von Allergenen:** Identifizieren und minimieren Sie die Exposition gegenüber potenziellen Umweltallergenen.
- **Vermeiden von Reizstoffen:** Vermeiden Sie den Kontakt mit aggressiven Chemikalien oder Substanzen, die die Haut reizen können.

9. Chronische Hautkrankheiten:

- **Langfristige Behandlung:** Einige Hautkrankheiten können eine kontinuierliche Behandlung erfordern.
- **Anpassungen des Lebensstils:** Änderungen in der Ernährung, der Umgebung oder der Körperpflege können erforderlich sein.

10. Ganzheitlicher Ansatz:

- **Umfassende Pflege:** Berücksichtigen Sie den allgemeinen Gesundheitszustand des Tieres und gehen Sie auf Faktoren wie Stress, Ernährung und Bewegung ein.
- **Zusammenarbeit mit Tierärzten:** Arbeiten Sie eng mit Tierärzten zusammen, um einen ganzheitlichen Managementplan zu erstellen.

11. Rechtliche und ethische Erwägungen:

- **Professionelle Aufsicht:** Bei der Verwendung jeglicher Substanzen, einschließlich DMSO, sollten die rechtlichen und ethischen Standards in der Tiermedizin eingehalten werden.
- **Vermeiden von Selbstbehandlung:** Tierhalter sollten von Selbstdiagnosen und Selbstbehandlungen absehen und einen professionellen Tierarzt aufsuchen.

Hautkrankheiten bei Tieren erfordern ein gründliches und professionelles Vorgehen für eine genaue Diagnose und eine wirksame Behandlung. Auch wenn Substanzen wie DMSO unter tierärztlicher Anleitung in Betracht gezogen werden können, ist es von entscheidender Bedeutung, das allgemeine Wohlbefinden des Tieres in den Vordergrund zu stellen und ethische und rechtliche Standards bei der tierärztlichen Versorgung einzuhalten. Regelmäßige tierärztliche Untersuchungen und die Zusammenarbeit mit Fachleuten tragen zur optimalen Gesundheit und zum Wohlbefinden von Tieren mit Hauterkrankungen bei.

Sicherheitserwägungen für Tiere

Die Gewährleistung der Sicherheit von Tieren ist bei jeder Substanz, einschließlich Dimethylsulfoxid (DMSO), von größter Bedeutung. DMSO wurde für verschiedene Anwendungen in der Veterinärmedizin erforscht, aber seine Verwendung sollte mit Vorsicht und unter Anleitung eines Tierarztes erfolgen. Im Folgenden werden Sicherheitsüberlegungen für die Verwendung von Substanzen wie DMSO bei Tieren aufgeführt:

1. Tierärztliche Beratung:

- **Professionelle Konsultation:** Vor der Verwendung von DMSO oder einer anderen Substanz sollte ein qualifizierter Tierarzt konsultiert werden.
- **Individueller Ansatz:** Die Tierärzte können die spezifischen Bedürfnisse und den Gesundheitszustand des Tieres beurteilen und die Empfehlungen entsprechend anpassen.

2. Richtige Dosierung und Verdünnung:

- **Präzision bei der Dosierung:** Verabreichen Sie DMSO in der richtigen, von einem Tierarzt festgelegten Dosierung.
- **Verdünnungsverhältnisse:** Bei der Verwendung von konzentriertem DMSO ist auf eine genaue Verdünnung mit einem geeigneten Träger wie destilliertem Wasser oder Aloe-Vera-Gel zu achten.

3. Anwendungstechniken:

- **Topische Anwendung:** Bei topischer Anwendung sind die korrekten Anwendungstechniken zu beachten.
- **Empfindliche Bereiche meiden:** Seien Sie vorsichtig in der Nähe empfindlicher Bereiche und vermeiden Sie den Kontakt mit den Augen.

4. Empfindlichkeit der Haut:

- **Pflastertest:** Führen Sie vor der großflächigen Anwendung einen Patch-Test durch, um die individuelle Hautempfindlichkeit zu prüfen.
- **Überwachung auf Reaktionen:** Achten Sie auf Anzeichen von Hautreizungen, Rötungen oder Unbehagen nach der Anwendung.

5. Transdermale Penetration:

- **Verständnis der Absorption:** Die transdermale Penetration von DMSO kann die Aufnahme von Substanzen in den Blutkreislauf erleichtern.
- **Vermeiden von Verunreinigungen:** Stellen Sie sicher, dass die Haut sauber und frei von Verunreinigungen ist, bevor Sie DMSO auftragen.

6. Mögliche Nebenwirkungen:

- **Überwachung auf unerwünschte Wirkungen:** Beobachten Sie das Tier genau auf Anzeichen von unerwünschten Wirkungen.
- **Tierärztlichen Rat einholen:** Sollten unerwartete Reaktionen auftreten, ist unverzüglich ein Tierarzt aufzusuchen.

7. Systemische Auswirkungen:

- **Verstehen der systemischen Absorption:** Erkennen, dass topisch angewandte Substanzen, einschließlich DMSO, systemisch absorbiert werden können.

- **Professionelle Aufsicht:** Systemische Auswirkungen sollten unter tierärztlicher Aufsicht überwacht und behandelt werden.

8. Sonnenempfindlichkeit:

- **Schutz vor Sonnenlicht:** DMSO wird mit einer erhöhten Empfindlichkeit gegenüber Sonnenlicht in Verbindung gebracht.
- **Begrenzung der Sonnenexposition:** Minimieren Sie die Sonnenexposition nach dem Auftragen und ziehen Sie Schutzmaßnahmen wie Schatten in Betracht.

9. Einhaltung der Vorschriften:

- **Rechtliche Erwägungen:** Stellen Sie sicher, dass die Verwendung von DMSO mit den örtlichen Vorschriften und Richtlinien für die tierärztliche Versorgung übereinstimmt.
- **Ethische Standards:** Einhaltung ethischer Standards bei der verantwortungsvollen Verwendung von Substanzen in der Tierpflege.

10. Grundlegende Gesundheitsbedingungen:

- **Vorbestehende Krankheiten:** Berücksichtigen Sie den allgemeinen Gesundheitszustand des Tieres, insbesondere, wenn es bereits Vorerkrankungen hat.
- **Wechselwirkungen mit Medikamenten:** Achten Sie auf mögliche Wechselwirkungen mit anderen Medikamenten, die das Tier möglicherweise einnimmt.

11. Tierärztliche Überwachung:

- **Regelmäßige Kontrolluntersuchungen:** Planen Sie regelmäßige tierärztliche Kontrolluntersuchungen ein, um den Gesundheitszustand des Tieres zu überwachen und die Auswirkungen von Behandlungen zu beurteilen.
- **Offene Kommunikation:** Pflegen Sie eine offene Kommunikation mit dem Tierarzt über die Reaktion des Tieres auf die Behandlung.

12. Ganzheitlicher Ansatz:

- **Berücksichtigung des allgemeinen Wohlbefindens:** Achten Sie vorrangig auf das allgemeine Wohlbefinden des Tieres und berücksichtigen Sie dabei Faktoren wie Ernährung, Bewegung und Umweltbedingungen.
- **Zusammenarbeit mit Fachleuten:** Arbeiten Sie mit Tierärzten und anderen Fachleuten zusammen, um einen ganzheitlichen Ansatz bei der Tierpflege zu gewährleisten.

13. Befolgung der fachlichen Empfehlungen:

- **Den Rat des Tierarztes befolgen:** Befolgen Sie den Rat Ihres Tierarztes bezüglich der Verwendung von DMSO und anderer empfohlener Behandlungen.
- **Vermeiden von Selbstbehandlung:** Tierhalter sollten Selbstdiagnosen und Selbstbehandlungen vermeiden und sich an einen professionellen Tierarzt wenden.

Zu den Sicherheitsüberlegungen bei der Verwendung von Stoffen wie DMSO bei Tieren gehören eine sorgfältige tierärztliche Beratung, die richtige Dosierung und Anwendungstechnik, die Überwachung von Nebenwirkungen und die Einhaltung rechtlicher und ethischer Standards. Der verantwortungsvolle und sachkundige Einsatz von Substanzen in der Tierpflege trägt zum Wohlbefinden der Tiere bei und ist Ausdruck des Engagements für ihre Gesundheit und Sicherheit.

Integration von DMSO in die tägliche Tierpflege

Die Integration von Dimethylsulfoxid (DMSO) in die tägliche Tierpflege erfordert sorgfältige Überlegungen, professionelle Anleitung und die Einhaltung von Sicherheitsprotokollen. Obwohl DMSO für verschiedene Anwendungen in der Tiermedizin erforscht wurde, sollte es mit Vorsicht und unter Aufsicht eines Tierarztes verwendet werden. Im Folgenden finden Sie einen Leitfaden für die Integration von DMSO in die tägliche Tierpflege:

1. Professionelle Konsultation:

- **Tierärztliche Beurteilung:** Bevor Sie DMSO in die tägliche Haustierpflege einbeziehen, sollten Sie einen qualifizierten Tierarzt konsultieren.
- **Gesundheitsbewertung:** Vergewissern Sie sich, dass der Tierarzt den allgemeinen Gesundheitszustand des Tieres beurteilt und alle bestehenden Erkrankungen berücksichtigt.

2. Topische Anwendungen:

- **Verdünnnungsrichtlinien:** Bei topischer Anwendung von DMSO sind die vom Tierarzt empfohlenen Verdünnungsrichtlinien einzuhalten.
- **Pflastertest:** Führen Sie einen Patch-Test durch, um die Hautempfindlichkeit des Tieres vor einer großflächigen Anwendung zu beurteilen.

3. Transdermale Absorption:

- **Die Absorption verstehen:** Erkennen, dass DMSO die Aufnahme von Substanzen durch die Haut erleichtern kann.

- **Saubere Haut:** Vergewissern Sie sich, dass die Haut des Tieres sauber ist, bevor Sie DMSO auftragen, um die Aufnahme von Schadstoffen zu vermeiden.

4. Gezielte Bedingungen:

- **Bestimmen Sie spezifische Bedürfnisse:** Stellen Sie fest, ob es bestimmte Erkrankungen gibt, wie z. B. Gelenkprobleme oder Hauterkrankungen, die von DMSO profitieren könnten.
- **Tierärztliche Empfehlungen:** Verlassen Sie sich bei gezielten Anwendungen auf die Empfehlungen des Tierarztes.

5. Tägliche Pflegeroutine:

- **In die Körperpflege einbeziehen:** Falls zutreffend, sollten DMSO-Anwendungen in die tägliche Pflegeroutine des Tieres integriert werden.
- **Positive Assoziation:** Machen Sie die Erfahrung für das Tier positiv, um den Stress bei der Anwendung zu verringern.

6. DMSO und Zahnpflege:

- **Anwendungen für die Mundgesundheit:** Einige schlagen DMSO für die Mundgesundheit vor, aber seine Verwendung sollte unter tierärztlicher Aufsicht erfolgen.
- **Verschlucken vermeiden:** Verhindern Sie, dass Ihr Haustier bei oraler Anwendung DMSO verschluckt.

7. Unterstützung der Gelenke und Muskeln:

- **Verstehen Sie die Vorteile:** Wenn Sie DMSO zur Unterstützung von Gelenken und Muskeln in Erwägung ziehen, sollten Sie sich über seine potenziellen Vorteile und Grenzen informieren.
- **Dosierung und Anwendung:** Verabreichen Sie die richtige Dosierung und wenden Sie es nach Anweisung des Tierarztes an.

8. Wellness-Check-ups für Haustiere:

- **Regelmäßige Tierarztbesuche:** Planen Sie regelmäßige Vorsorgeuntersuchungen ein, um den allgemeinen Gesundheitszustand Ihres Tieres zu überwachen.
- **Kommunikation mit dem Tierarzt:** Halten Sie den Tierarzt über alle Änderungen oder Bedenken im Zusammenhang mit der Verwendung von DMSO auf dem Laufenden.

9. Umweltaspekte:

- **Sonnenempfindlichkeit:** Seien Sie vorsichtig bei erhöhter Sonnenempfindlichkeit in Verbindung mit DMSO.
- **Schutz im Schatten:** Stellen Sie Haustiere nach DMSO-Anwendungen in den Schatten, um Sonnenbrand zu vermeiden.

10. Ergänzende Unterstützung:

- **Ernährungstechnische Überlegungen:** Besprechen Sie mit Ihrem Tierarzt, ob die DMSO-Anwendungen durch eine entsprechende Ernährung ergänzt werden können.
- **Ausgewogene Ernährung:** Stellen Sie sicher, dass Ihr Haustier eine ausgewogene Ernährung erhält, um seine Gesundheit zu erhalten.

11. Verhaltensbeobachtung:

- **Überwachung auf Stress:** Beobachten Sie das Verhalten des Tieres während und nach der Anwendung von DMSO auf Anzeichen von Stress.
- **Anpassen der Herangehensweise:** Ändern Sie den Ansatz, wenn das Tier Anzeichen von Unbehagen oder Angst zeigt.

12. Ganzheitlicher Ansatz:

- **Allgemeines Wohlbefinden:** Achten Sie auf das allgemeine Wohlbefinden des Tieres und berücksichtigen Sie Faktoren wie Ernährung, Bewegung und geistige Anregung.
- **Zusammenarbeit mit Tierärzten:** Arbeiten Sie mit Tierärzten und anderen Fachleuten der Haustierpflege zusammen.

13. Rechtliche und ethische Erwägungen:

- **Einhaltung von Vorschriften:** Halten Sie sich bei der Verwendung von DMSO an die örtlichen Vorschriften und ethischen Standards.
- **Berufliche Verantwortung:** Haustierbesitzer sollten bei der täglichen Tierpflege verantwortungsbewusst handeln und ethische Überlegungen anstellen.

Die Integration von DMSO in die tägliche Pflege von Haustieren erfordert eine sorgfältige Planung, professionelle Beratung und ein Engagement für das Wohlbefinden des Tieres. Tierhalter sollten eng mit ihren Tierärzten zusammenarbeiten, um geeignete Anwendungen festzulegen und sicherzustellen, dass die Verwendung von DMSO mit den gesundheitlichen Bedürfnissen des Tieres in Einklang steht. Regelmäßige tierärztliche Untersuchungen und eine offene

Kommunikation tragen zu einem ganzheitlichen und sicheren Ansatz bei der täglichen Pflege von Haustieren bei.

Kapitel 7
Künftige Trends und Entwicklungen

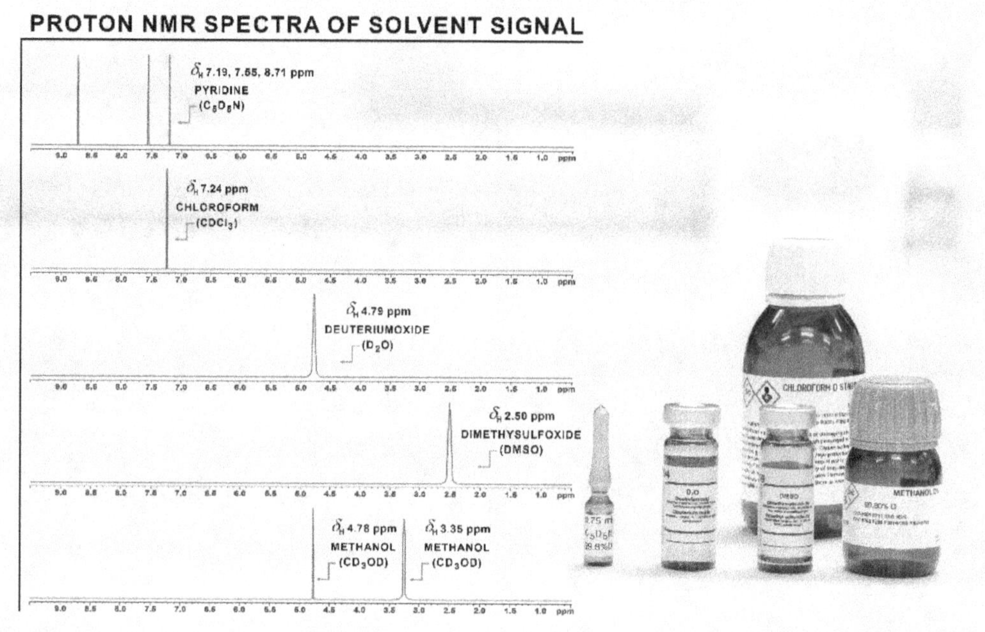

Fortschritte in der DMSO-Forschung

Es ist wichtig zu wissen, dass es seither Fortschritte in der Forschung gegeben haben kann. Hier sind einige allgemeine Trends und potenzielle Bereiche für Fortschritte in der DMSO-Forschung:

1. Entzündungshemmende und schmerzlindernde Eigenschaften:

- **Weiterentwicklungen:** Fortgesetzte Erforschung der entzündungshemmenden und schmerzlindernden Eigenschaften von DMSO zur Behandlung von Schmerzen und Entzündungen bei verschiedenen Erkrankungen.

2. Transdermale Verabreichung von Arzneimitteln:

- **Fortschritte:** Laufende Forschung zu DMSO als transdermaler Träger für die Verabreichung von Medikamenten, der die Aufnahme von Medikamenten durch die Haut verbessert.

3. Zelluläre und gewebliche Auswirkungen:

- **Fortschritte:** Erforschung der zellulären und geweblichen Wirkungen von DMSO, Untersuchung seiner Auswirkungen auf die Zellgesundheit, die Regeneration und die mögliche Gewebereparatur.

4. Antimikrobielle Eigenschaften:

- **Fortschritte:** Weitere Untersuchungen zu den antimikrobiellen Eigenschaften von DMSO und seinen möglichen Anwendungen bei der Behandlung von bakteriellen und Pilzinfektionen.

5. Neurologische Anwendungen:

- **Fortschritte:** Erforschung von DMSO in neurologischen Anwendungen, einschließlich seiner potenziellen neuroprotektiven Wirkung und seines Beitrags zur Nervenregeneration.

6. Ophthalmologische Forschung:

- **Fortschritte:** Laufende Studien über die Verwendung von DMSO in der Augenheilkunde, in denen seine mögliche Rolle bei der Behandlung bestimmter Augenkrankheiten untersucht wird.

7. DMSO in der Krebsforschung:

- **Weiterentwicklungen:** Fortgesetzte Forschung zur potenziellen Rolle von DMSO in der Krebsbehandlung mit Schwerpunkt auf seiner Wirkung auf Krebszellen und als Ergänzung zu anderen Therapien.

8. Entzündungshemmende Wirkung auf die Gelenke:

- **Fortschritte:** Erforschung der Verwendung von DMSO zur Behandlung von Gelenkerkrankungen, einschließlich Arthritis, und Verständnis seiner entzündungshemmenden Wirkung auf das Gelenkgewebe.

9. Sicherheit und Nebenwirkungen:

- **Fortschritte:** Laufende Studien zum besseren Verständnis des Sicherheitsprofils von DMSO, einschließlich möglicher Nebenwirkungen und Überlegungen zur Langzeitanwendung.

10. Kombinationstherapien:

- **Fortschritte:** Erforschung von DMSO in Kombination mit anderen therapeutischen Wirkstoffen, wie entzündungshemmenden Medikamenten oder regenerativen Therapien, um die Behandlungsergebnisse zu verbessern.

11. Tiermedizinische Anwendungen:

- **Fortschritte:** Erforschung der Wirksamkeit und Sicherheit von DMSO in der Veterinärmedizin, Erforschung seiner Anwendung bei verschiedenen Tierarten bei Erkrankungen wie Gelenkproblemen und Hautkrankheiten.

12. Entzündung und Immunreaktion:

- **Fortschritte:** Untersuchungen darüber, wie DMSO Entzündungsreaktionen und Aktivitäten des Immunsystems modulieren kann, was zu einem besseren Verständnis seiner breiteren Anwendungsmöglichkeiten beitragen könnte.

13. Verbesserung der Bioverfügbarkeit:

- **Fortschritten:** Forschung über die Verwendung von DMSO zur Verbesserung der Bioverfügbarkeit bestimmter Arzneimittel, wodurch deren Wirksamkeit bei der Behandlung verschiedener Krankheiten verbessert wird.

14. Regulatorische Erwägungen:

- **Fortschritte:** Studien, die sich mit regulatorischen Überlegungen zur Verwendung von DMSO befassen, einschließlich Leitlinien für sichere und ethische Anwendungen in der Human- und Veterinärmedizin.

Um die neuesten Fortschritte in der DMSO-Forschung zu erfahren, ist es wichtig, sich über die neueste wissenschaftliche Literatur und Forschungspublikationen auf dem Laufenden zu halten. Forscher, Angehörige der Gesundheitsberufe und Einzelpersonen, die sich für diesen Bereich interessieren, können sich in wissenschaftlichen Zeitschriften, Konferenzen und maßgeblichen Quellen über die neuesten Erkenntnisse informieren.

DMSO in Kombinationstherapien

Dimethylsulfoxid (DMSO) wurde in Kombinationstherapien mit anderen Substanzen für verschiedene medizinische Anwendungen erforscht. Die Kombination von DMSO mit anderen therapeutischen Wirkstoffen zielt darauf ab, die Wirksamkeit der Behandlung zu erhöhen, die

Verabreichung von Medikamenten zu verbessern und eine Reihe von Gesundheitszuständen zu behandeln. Es ist wichtig zu beachten, dass die Verwendung von Kombinationstherapien, einschließlich DMSO, von medizinischem Fachpersonal angeleitet werden sollte. Hier sind einige mögliche Bereiche, in denen DMSO in Kombinationstherapien in Betracht gezogen wird:

1. Entzündungshemmende Medikamente:

- **Grundprinzipien:** Die entzündungshemmenden Eigenschaften von DMSO können die Wirkung anderer entzündungshemmender Medikamente ergänzen.
- **Anwendungen:** Gelenkerkrankungen, Arthritis oder Erkrankungen des Bewegungsapparats.

2. Analgetika (Schmerzmittel):

- **Begründung:** Die Kombination von DMSO mit Analgetika kann die Schmerzlinderung verbessern.
- **Anwendungen:** Behandlung von akuten oder chronischen Schmerzen, insbesondere bei Erkrankungen wie Arthrose.

3. Krebstherapie:

- **Grundprinzipien:** DMSO wird in Kombination mit bestimmten Krebsbehandlungen erforscht.
- **Anwendungen:** Mögliche Verstärkung der Wirkung einer Chemotherapie oder als Zusatztherapie bei bestimmten Krebsarten.

4. Transdermale Verabreichung von Arzneimitteln:

- **Grundprinzip:** Die Fähigkeit von DMSO, die transdermale Absorption zu verbessern, kann genutzt werden, um die Verabreichung von anderen Medikamenten zu verbessern.
- **Anwendungen:** Verabreichung von Medikamenten über die Haut zur Erzielung systemischer Wirkungen.

5. Antibiotika und Antimykotika:

- **Begründung:** DMSO kann das Eindringen von Antibiotika und Antimykotika in das Gewebe verbessern.
- **Anwendungen:** Behandlung örtlich begrenzter Infektionen oder Bekämpfung resistenter Stämme.

6. Regenerative Therapien:

- **Grundprinzip:** DMSO wird in Kombination mit regenerativen Therapien erforscht.
- **Anwendungen:** Unterstützung der Geweberegeneration, Wundheilung oder Behandlung von degenerativen Erkrankungen.

7. Neurologische Behandlungen:

- **Begründung:** DMSO kann neuroprotektive Wirkungen haben und könnte mit Behandlungen für neurologische Störungen kombiniert werden.
- **Anwendungen:** Erforschung seiner Rolle bei der Behandlung von Krankheiten wie Neuropathie oder neurodegenerativen Erkrankungen.

8. DMSO mit Anti-Krebs-Wirkstoffen:

- **Begründung:** Untersuchung der Kombination von DMSO mit spezifischen Krebsbekämpfungsmitteln zur Verbesserung der therapeutischen Wirkung.
- **Anwendungen:** Möglicher Einsatz in gezielten Krebstherapien.

9. Hormonelle Therapien:

- **Grundprinzip:** Die Kombination von DMSO mit Hormontherapien kann deren Wirkung modulieren.
- **Anwendungen:** Hormonbedingte Erkrankungen, z. B. endokrine Störungen.

10. Hautkrankheiten und dermatologische Behandlungen:

- **Begründung:** DMSO wird manchmal in Kombination mit anderen Medikamenten bei Hautkrankheiten eingesetzt.
- **Anwendungen:** Behandlung von Dermatitis, Psoriasis oder bestimmten Infektionen.

11. Ophthalmische Anwendungen:

- **Begründung:** DMSO wurde in Kombination mit bestimmten Medikamenten für Augenkrankheiten erforscht.
- **Anwendungen:** Behandlung von Augenkrankheiten unter Berücksichtigung von Sicherheitsvorkehrungen.

12. Immunmodulatorische Therapien:

- **Grundprinzipien:** Die potenziellen immunmodulatorischen Wirkungen von DMSO können in Kombination mit anderen immunologischen Behandlungen in Betracht gezogen werden.
- **Anwendungen:** Autoimmunerkrankungen oder Erkrankungen, die mit einer Dysregulation des Immunsystems einhergehen.

13. Gelenkinjektionen mit Kortikosteroiden:

- **Grundprinzip:** Kombination von DMSO mit Kortikosteroiden bei Gelenkinjektionen.
- **Anwendungen:** Behandlung von entzündlichen Gelenkerkrankungen oder Arthritis.

14. Herz-Kreislauf-Medikamente:

- **Begründung:** Untersuchung der kardiovaskulären Auswirkungen der Kombination von DMSO mit bestimmten Medikamenten.
- **Anwendungen:** Behandlung von Erkrankungen im Zusammenhang mit der Herzgesundheit.

15. Antivirale Therapien:

- **Begründung:** Erforschung von DMSO in Kombination mit antiviralen Medikamenten.
- **Anwendungen:** Behandlung von Virusinfektionen unter Berücksichtigung von Sicherheit und Wirksamkeit.

Es ist wichtig zu betonen, dass die Sicherheit, Wirksamkeit und Dosierung von DMSO in Kombinationstherapien gründlich erforscht und durch klinische Studien validiert werden sollte. Fachleute im Gesundheitswesen spielen eine entscheidende Rolle bei der Beurteilung der Angemessenheit von Kombinationstherapien auf der Grundlage individueller Gesundheitsbedingungen und Überlegungen. Patienten und Einzelpersonen, die solche Behandlungen in Erwägung ziehen, sollten sich von ihren Gesundheitsdienstleistern individuell beraten lassen.

Globale Perspektiven für DMSO

Dimethylsulfoxid (DMSO) ist wegen seiner verschiedenen Eigenschaften und potenziellen Anwendungen weltweit anerkannt und untersucht worden. Die Sichtweisen auf DMSO variieren von Region zu Region, wobei Forscher, medizinisches Fachpersonal und Regulierungsbehörden zum Verständnis und zur Nutzung dieser Verbindung beitragen. Hier sind einige globale Perspektiven zu DMSO:

1. Vereinigte Staaten:

- **Forschung und klinische Anwendung:** DMSO wurde in den Vereinigten Staaten für verschiedene Anwendungen erforscht und verwendet, unter anderem für seine entzündungshemmenden und schmerzstillenden Eigenschaften.
- **Zugelassene Verwendungszwecke:** DMSO ist zwar für bestimmte veterinärmedizinische Verwendungszwecke zugelassen, seine Verwendung in der Humanmedizin ist jedoch auf bestimmte Bedingungen beschränkt, und es wurde von den Aufsichtsbehörden nicht allgemein für breite klinische Anwendungen zugelassen.

2. Europa:

- **Begrenzte klinische Zulassung:** DMSO hat in bestimmten europäischen Ländern eine begrenzte klinische Zulassung für bestimmte medizinische Bedingungen.
- **Forschungsinteresse:** Laufende Forschungsarbeiten untersuchen die möglichen Anwendungen in Bereichen wie Schmerzbehandlung, Wundheilung und Entzündungen.

3. Asien:

- **Forschung und traditionelle Medizin:** In einigen asiatischen Ländern wird DMSO wegen seiner möglichen therapeutischen Anwendungen erforscht.
- **In der traditionellen Medizin:** In der traditionellen Medizin kann sie bei bestimmten Erkrankungen in Betracht gezogen werden, wobei die Praktiken variieren.

4. Lateinamerika:

- **Forschung und tierärztliche Verwendung:** DMSO wird in lateinamerikanischen Ländern erforscht und seine veterinärmedizinischen Anwendungen werden untersucht.
- **Regulatorische Variationen:** Die gesetzlichen Bestimmungen zu DMSO können variieren, wobei einige Länder die Verwendung von DMSO in bestimmten Zusammenhängen erlauben.

5. Australien und Neuseeland:

- **Eingeschränkte Zulassung:** DMSO hat in Australien und Neuseeland eine begrenzte Zulassung für bestimmte tiermedizinische Verwendungszwecke.
- **Forschungsinteresse:** Laufende Forschungsarbeiten können dazu beitragen, die Perspektiven für ihre möglichen Anwendungen zu erweitern.

6. Globale Forschungszusammenarbeit:

- **Wissenschaftliche Gemeinschaft:** Forscher auf der ganzen Welt tragen zum Verständnis der Eigenschaften von DMSO und seiner möglichen Anwendungen bei.
- **Gemeinsame Studien:** Internationale Kooperationen tragen zu einem umfassenderen Überblick über die Wirksamkeit und Sicherheit von DMSO bei.

7. Regulatorische Erwägungen:

- **Variabilität der Zulassungen:** Die behördlichen Zulassungen für DMSO variieren weltweit, und seine Verwendung hängt oft von spezifischen Bedingungen und Anwendungen ab.
- **Einhaltung von Vorschriften:** Bei der Betrachtung von DMSO stehen die Einhaltung der gesetzlichen Vorschriften und ethische Erwägungen bei der Verwendung im Vordergrund.

8. DMSO in der Veterinärmedizin:

- **Weltweite Verwendung:** DMSO wird in der Veterinärmedizin weltweit immer häufiger eingesetzt, insbesondere bei Entzündungen und Problemen des Bewegungsapparats von Tieren.
- **Tierärztliche Zulassungen:** Die Zulassungen für DMSO in der Veterinärmedizin können variieren, und seine Verwendung erfolgt häufig unter tierärztlicher Aufsicht.

9. Sensibilisierung der Öffentlichkeit und Wahrnehmung:

- **Variabler Bekanntheitsgrad:** Das öffentliche Bewusstsein für DMSO und seine Anwendungen ist weltweit unterschiedlich ausgeprägt.
- **Wahrnehmung in verschiedenen Regionen:** Die Wahrnehmung der Vorteile und Risiken von DMSO kann durch kulturelle Faktoren und regionale medizinische Praktiken beeinflusst werden.

10. Trends in der Forschung:

- **Vielfältige Forschungsrichtungen:** Globale Forschungstrends untersuchen verschiedene Anwendungen von DMSO, von seiner Rolle bei der Verabreichung von Arzneimitteln bis hin zu seinen potenziellen entzündungshemmenden und regenerativen Wirkungen.
- **Klinische Studien:** Laufende klinische Studien tragen zu einem besseren Verständnis des therapeutischen Potenzials von DMSO bei.

11. Ethische Erwägungen:

- **Globale ethische Standards:** Die Ansichten über die ethische Verwendung von DMSO stehen im Einklang mit globalen ethischen Standards in der medizinischen Forschung und Praxis.
- **Sicherheit der Patienten:** Bei den ethischen Überlegungen zur Verwendung von DMSO stehen die Sicherheit der Patienten und die Einwilligung nach Aufklärung an erster Stelle.

12. Herausforderungen und Chancen:

- **Globale Zusammenarbeit:** Herausforderungen bei der Akzeptanz von DMSO können durch internationale Zusammenarbeit angegangen werden, bei der Forscher Erkenntnisse und Ergebnisse austauschen.
- **Chancen für Innovationen:** Das Potenzial von DMSO als innovatives therapeutisches Mittel wird weltweit weiter erforscht und bietet Chancen für medizinische Fortschritte.

Es ist wichtig zu wissen, dass sich die behördlichen Genehmigungen, die klinische Praxis und die Einstellung der Öffentlichkeit zu DMSO im Laufe der Zeit ändern können, wenn neue Forschungsergebnisse vorliegen. Angehörige der Gesundheitsberufe, Forscher und Aufsichtsbehörden spielen eine entscheidende Rolle bei der Gestaltung der globalen Ansichten über die sichere und wirksame Verwendung von DMSO in verschiedenen medizinischen Kontexten.

Gemeinschaft und Unterstützungsnetze

Das Leben mit einer Krankheit, die zur Erforschung alternativer Behandlungsmethoden wie Dimethylsulfoxid (DMSO) führen kann, beinhaltet oft die Suche nach Informationen, Erfahrungen und Unterstützung durch eine Gemeinschaft von Personen mit ähnlichen Interessen und Anliegen. Hier ein Blick auf Community- und Unterstützungsnetzwerke zum Thema DMSO:

1. Online-Foren und Gemeinschaften:

- **DMSO-Enthusiasten-Gruppen:** Online-Foren und Social-Media-Gruppen für DMSO-Enthusiasten und -Benutzer bieten eine Plattform, um Erfahrungen auszutauschen, Fragen zu stellen und Unterstützung anzubieten.

2. Organisationen, die sich für Patienten einsetzen:

- **Gruppen, die sich für die Gesundheit einsetzen:** Organisationen, die sich auf bestimmte Gesundheitsprobleme konzentrieren, verfügen möglicherweise über Foren oder

Unterstützungsnetzwerke, in denen sich Einzelpersonen über die Anwendung alternativer Behandlungsmethoden wie DMSO austauschen.

3. Soziale Medienplattformen:

- **Facebook-Gruppen, Reddit-Gruppen:** Auf Plattformen wie Facebook und Reddit gibt es Gruppen, in denen Menschen über ihre DMSO-Erfahrungen diskutieren, Tipps austauschen und sich gegenseitig Mut zusprechen.

4. Lokale Selbsthilfegruppen:

- **Gemeinschaftliche Treffen:** In manchen Gegenden gibt es lokale Selbsthilfegruppen oder Treffen, die Menschen zusammenbringen, die an alternativen Therapien interessiert sind, und die Gelegenheit zu persönlichen Gesprächen bieten.

5. Gesundheits- und Wellness-Blogs:

- **Blogger-Gemeinschaften:** Blogger, die über ihre Gesundheits- und Wellness-Erfahrungen berichten, darunter auch über ihre Erfahrungen mit DMSO, sind oft über Kommentare und Online-Communities mit ihren Lesern verbunden.

6. Ganzheitliche Gesundheitspraktiker:

- **Beratende Fachleute:** Heilpraktiker, die den Einsatz von DMSO unterstützen, können Patienten beraten und sie mit anderen Menschen in Kontakt bringen, die sich auf einem ähnlichen Weg befinden.

7. Bildungsplattformen:

- **Webinare und Kurse:** Bildungsplattformen, die Webinare oder Kurse über alternative Therapien anbieten, können das Gemeinschaftsgefühl der Teilnehmer fördern.

8. Patientenerfahrungen und Erfahrungsberichte:

- **Gemeinsame Geschichten: Die** Lektüre oder der Austausch von persönlichen Erfahrungen und Berichten kann Menschen, die DMSO in Erwägung ziehen oder verwenden, Einblicke und emotionale Unterstützung bieten.

9. Wissenschaftliche und medizinische Gemeinschaften:

- **Forschungsnetzwerke:** Wissenschaftler und Mediziner, die in der DMSO-Forschung tätig sind, können sich über Konferenzen, Veröffentlichungen und Online-Plattformen vernetzen, um Wissen auszutauschen.

10. Befürwortung der Forschungsfinanzierung:

- **Unterstützung von Forschungsinitiativen:** Personen, die sich für DMSO engagieren, können sich für eine Aufstockung der Forschungsmittel zur Erforschung des potenziellen Nutzens und der Sicherheit von DMSO einsetzen.

Ihre DMSO-Reise:

Sich auf eine Reise mit DMSO zu begeben, sei es aus persönlichen gesundheitlichen Gründen oder aus Neugierde, ist eine einzigartige Erfahrung. Hier ist eine Reflexion über "Ihre DMSO-Reise":

1. Entdeckung und Neugierde:

- **Anfängliche Faszination:** Zu Beginn Ihrer DMSO-Reise haben Sie wahrscheinlich Informationen über seine Eigenschaften, Anwendungen und potenziellen Vorteile gesammelt.

2. Forschung und Wissensaufbau:

- **Informierte Entscheidungsfindung:** Vielleicht haben Sie sich mit wissenschaftlicher Literatur befasst, medizinische Fachleute konsultiert und Wissen gesammelt, um fundierte Entscheidungen über die Aufnahme von DMSO in Ihren Alltag zu treffen.

3. Herausforderungen meistern:

- **Aus Rückschlägen lernen:** Wie auf jeder Reise kann es auch hier zu Herausforderungen oder Rückschlägen kommen. Der Umgang mit diesen Erfahrungen trägt dazu bei, dass Sie die Rolle von DMSO für Ihre Gesundheit besser verstehen.

4. Mit anderen in Verbindung treten:

- **Erfahrungen austauschen:** Wenn Sie sich in der DMSO-Gemeinschaft engagieren, ob online oder persönlich, können Sie Ihre Erfahrungen austauschen, von anderen lernen und ein unterstützendes Netzwerk aufbauen.

5. Personalisierter Ansatz:

- **Maßgeschneiderte Anwendung:** Auf Ihrer Reise müssen Sie die Anwendung von DMSO auf bestimmte gesundheitliche Probleme oder Ziele abstimmen und dabei Faktoren wie Dosierung, Anwendungsmethoden und Häufigkeit berücksichtigen.

6. Beobachtung der Auswirkungen:

- **Veränderungen bemerken:** Im Laufe der Zeit haben Sie vielleicht Veränderungen festgestellt, sei es im Umgang mit den Symptomen, dem allgemeinen Wohlbefinden oder anderen Aspekten der Gesundheit.

7. Fortlaufendes Lernen:

- **Kontinuierliche Erforschung:** Ihre DMSO-Reise ist wahrscheinlich ein ständiger Prozess des Lernens, der Anpassung und des Informierens über neue Entwicklungen in Forschung und Anwendung.

8. Ausgewogene Perspektiven:

- **Kritische Reflexion:** Indem Sie persönliche Erfahrungen mit wissenschaftlichen Perspektiven verbinden, setzen Sie Ihre kritische Reflexion über die Rolle von DMSO in Ihrer Gesundheits- und Wellness-Routine fort.

9. Advocacy und Wissensaustausch:

- **Bewusstsein verbreiten:** Ihre Reise kann sich auch darauf erstrecken, sich für das Bewusstsein für DMSO einzusetzen, zu Diskussionen beizutragen und Ihr Wissen verantwortungsvoll mit anderen zu teilen.

10. Ganzheitliches Wohlbefinden:

- **Integrierte Gesundheit:** Integrieren Sie DMSO in Ihren ganzheitlichen Ansatz für Ihr Wohlbefinden und erkennen Sie seinen Platz neben anderen Aspekten eines gesunden Lebensstils an.

11. Zukünftige Erkundung:

- **Offen für Möglichkeiten:** Ihre DMSO-Reise ist eine sich entwickelnde Erkundung, offen für neue Erkenntnisse, Forschungsergebnisse und mögliche künftige Anwendungen.

Denken Sie daran, dass Ihre Reise mit DMSO eine persönliche Geschichte ist, und dass die Erfahrungen jedes Einzelnen einzigartig sind. Wenn Sie auf diesem Weg eine offene Kommunikation mit medizinischem Fachpersonal pflegen und auf dem Laufenden bleiben, trägt dies zu einem umfassenden Verständnis des Stellenwerts von DMSO auf Ihrem Weg zu Gesundheit und Wohlbefinden bei.

Schlussfolgerung

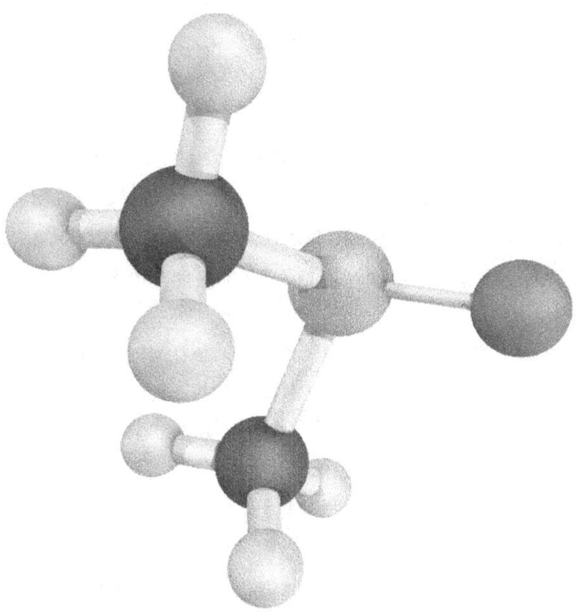

Wenn wir diese Erkundung der Welt von Dimethylsulfoxid (DMSO) abschließen, ist dies nicht nur das Ende eines Buches, sondern vielmehr der Anfang oder die Fortsetzung Ihrer einzigartigen Reise. Auf diesen Seiten haben wir uns mit der Geschichte, den Anwendungen, den Überlegungen und den verschiedenen Erfahrungen rund um DMSO befasst, um Ihnen ein umfassendes Verständnis zu vermitteln, das Sie in die Lage versetzt, fundierte Entscheidungen zu treffen.

Ihre Reise mit DMSO ist eine dynamische und persönliche Reise. Es ist eine Reise der Entdeckungen, der Neugier, der Herausforderungen und, was am wichtigsten ist, der Selbstfürsorge. Ganz gleich, ob Sie sich auf diesen Weg begeben haben, um ein bestimmtes Leiden zu lindern, um alternative Therapien zu erforschen oder aus echtem Interesse an ganzheitlichem Wohlbefinden - Ihre Beschäftigung mit DMSO spiegelt Ihr Engagement für Ihre persönliche Gesundheit und Erforschung wider.

Betrachten Sie das in diesen Kapiteln vermittelte Wissen als Grundlage für fundierte Entscheidungen. Denken Sie daran, dass der verantwortungsvolle Umgang mit jeder Substanz, einschließlich DMSO, in Zusammenarbeit mit medizinischem Fachpersonal erfolgen sollte. Ihre Gesundheit ist eine Reise, die die Integration verschiedener Elemente beinhaltet, und DMSO kann nur ein Teil dieses komplizierten Puzzles sein.

Die hier vorgestellten globalen Perspektiven, Community-Verbindungen und vielfältigen Anwendungen von DMSO unterstreichen den breiteren Dialog über alternative Therapien und die Bedeutung gemeinsamer Erfahrungen. Ganz gleich, ob Sie sich mit Online-Gemeinschaften in Verbindung setzen, sich an der Interessenvertretung beteiligen oder einfach Ihre persönliche Erkundung fortsetzen, das kollektive Wissen und die verfügbare Unterstützung können Ihre Reise bereichern.

Im Bereich der Gesundheit und des Wohlbefindens ist die Neugier eine treibende Kraft. Bleiben Sie neugierig, erforschen Sie weiter, und achten Sie auf die Reaktionen Ihres Körpers. Wenn sich die Forschung weiterentwickelt und neue Erkenntnisse zutage treten, kann Ihre Reise unerwartete Wendungen nehmen und neue Möglichkeiten für Ihr Wohlbefinden eröffnen.

Ihre Geschichte mit DMSO ist Teil einer größeren Erzählung - einer Erkundung der potenziellen Vorteile, der Herausforderungen und des fortwährenden Strebens nach ganzheitlicher Gesundheit. Möge dieses Buch als wertvolle Ressource auf Ihrem Weg dienen und Ihnen Einblicke, Anleitung und eine Grundlage für Entscheidungen bieten, die mit Ihren individuellen Gesundheitszielen übereinstimmen.

Wenn Sie diese Seiten schließen, denken Sie daran, dass Ihre Reise eine fortlaufende Geschichte ist. Lassen Sie sich darauf ein, teilen Sie Ihre Erfahrungen mit, bleiben Sie informiert und stellen Sie vor allem Ihr Wohlbefinden in den Vordergrund. Die Kapitel mögen abgeschlossen sein, aber Ihre Reise mit DMSO ist ein Kontinuum - eine sich ständig weiterentwickelnde Erzählung, die Sie mit jedem achtsamen Schritt gestalten. Auf das nächste Kapitel Ihrer Gesundheits- und Wellness-Reise, das mit Entdeckungen, Wachstum und dem Engagement für ein gesünderes, informierteres Ich gefüllt ist.

www.ingramcontent.com/pod-product-compliance
Lightning Source LLC
Chambersburg PA
CBHW080933260726
48661CB00010B/3904